大人の発達障害ってそういうことだったのか

北里大学精神科学主任教授
宮岡 等
×
よこはま発達クリニック院長
内山登紀夫

医学書院

まえがき——宮岡　等

「大人の発達障害」という言葉を目にする場面が増えました。雑誌や書籍で取り上げられるだけでなく、大人を中心とする一般精神科臨床においても「本を読んで自分は発達障害に当てはまると思う」「『うつ状態が長引いているのは発達障害を合併しているせいだ』と担当医に言われた」「『発達障害の傾向があるから仕事がうまくできないのではないか』と産業医に言われた」などと来院する患者さんは少なくありません。発達障害を少し勉強すると、従来、遷延性うつ病、寡症状性統合失調症、パーソナリティ障害、適応障害などと診断しつつ、なんとなくしっくりこなかった症例のそれまで見えていなかった面が見えるようになり、新たな対応を思いつくことも出てきました。

そのような私自身の疑問をそのままぶつけるかたちで、二〇一一年の第一〇七回日本精神神経学会学術総会では「大人において広汎性発達障害をどう診断するか」、翌二〇一二年の第一〇八回では「成人の精神障害における発達障害傾向の評価と対応」をコーディネーターとして企画しました。両シンポジウムは予想以上に多くの方に参加していただき、その話から「大人の発達障害」を理解する必要があると考えている精神科医は多いのに、適切なテキストが少ないことを実感しました。

このようななか、発達障害の専門家である内山登紀夫先生との対談という企画が持ち上がり、実現したのが本書です。児童精神医学の専門家が論じる「大人の発達障害」には物足りなさを感じていた私が、大人の精神科医の視点で、一般精神科医が理解し実践できる「大人の発達障害精神医学」を、発達障害の専門家から聞き出し、接点、共通点、相違点を探ろうとする試みとも言えます。さらに私のなかには、日本ではどこか壁のある大人の精神科医と子どもの精神科医をつなぎたいという野望があったのかもしれません。

このような視点をもってこの対談を読んでいただければ幸いです。

二〇一三年四月

※本書内の脚注には二種類あります。■には本文中の用語の解説や診断基準などを詳しく記載しました。▼は対談を聞いていた編集者のメモです。対談の要点が簡潔に記載されていましたので、載せることにしました。形式が十分整理されているわけではありませんが、宮岡が内容を確認したものであり、短時間で本書を理解していただくには有用と考えます。

目次

装丁デザイン・糟谷一穂

第 1 章

なぜ大人の発達障害なのか？

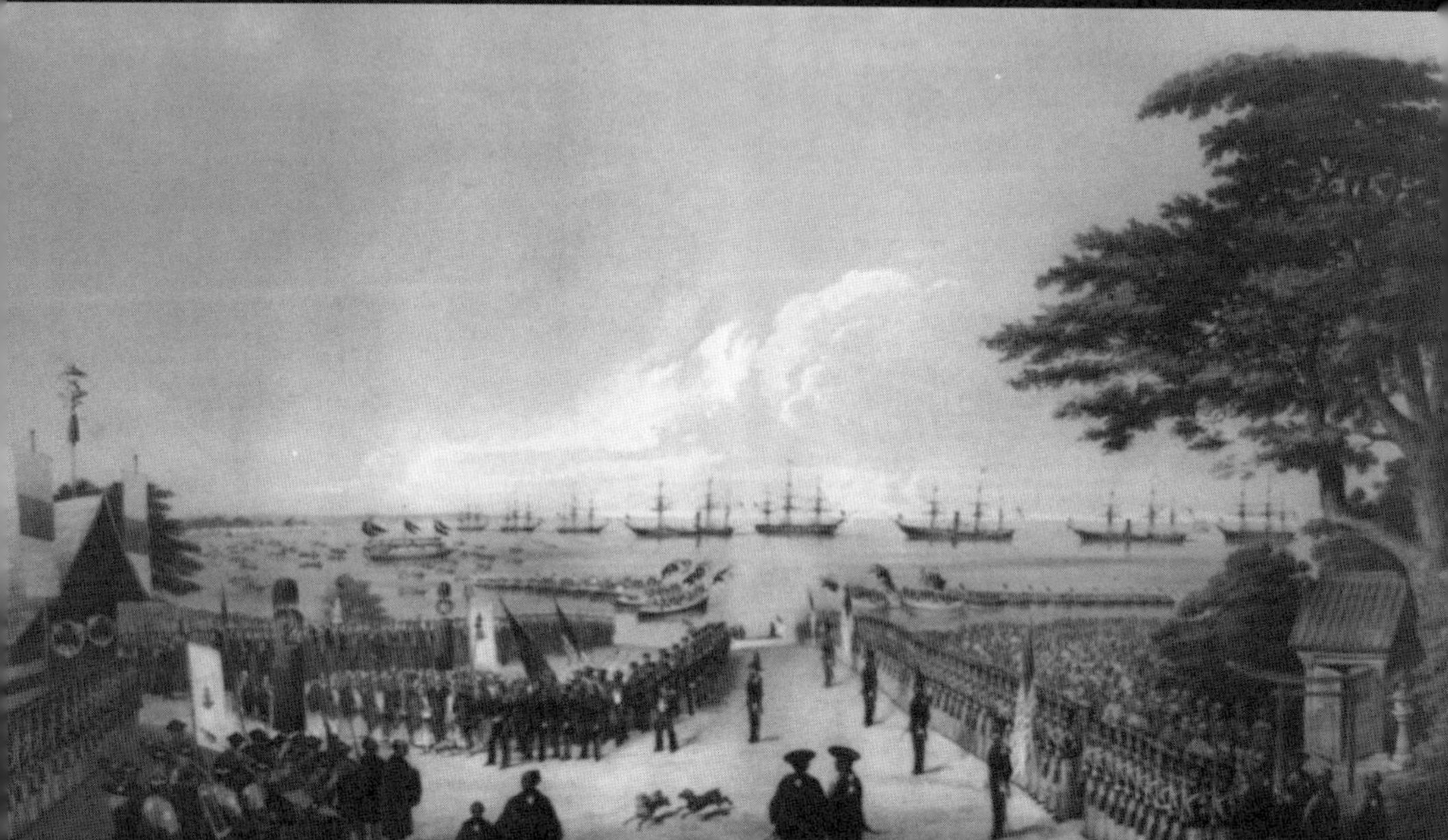

大人の発達障害は「黒船来航」のようなもの!?
(Landing of Commodore Perry, officers & men of the squadron, to meet the Imperial commissioners at Yoko-Hama July 14th 1853. Lithograph by Sarony & Co., 1855, after W. Heine. Copied from a portfolio in a private collection.)

【はじめに】

私が発達障害に関心をもった理由（宮岡 等）

宮岡　私にとって大人の発達障害とは「黒船来航」のようなものなのです。つまり、一八五三年にペリー率いる米国の東インド艦隊、いわゆる黒船という、これまで日本人が見たこともないような巨大な物体が突然浦賀沖に現れ、日本は開国を要求された。結果的にはこの出来事が近代日本の幕開けとなるわけですが、われわれ一般精神科医はここ数年急激に、「自分は発達障害ではないか、アスペルガーではないか」と受診してくる成人の患者さんと相対する機会が増え、その対応を迫られている。しかし精神医学の教科書にはっきりした記載はない。つまり、ややおおげさかもしれませんが、約百六十年前の幕末に似た状況に置かれているのではないかと感じているのです。

そこで今回、発達障害診療の第一人者である内山登紀夫先生にお話をうかがって、私の頭の中を整理しながら、読者の日々の診療に役立つ読み物にまとめたいと思いました。対談に入る前に、まず私が大人の発達障害を気にかけ始めたきっかけを申し上げます。

一つは先ほど述べたとおり、私の外来に「自分は発達障害ではないか」と自分から言われる患者さんがたくさん来られるようになったことです。「すでにほかのクリニックで発達障害との診断を受けたけれども、それは本当でしょうか」と言う人もかなり増えました。そのなかには、精神科医が普通に大人の精神医学で診ると、たとえばうつ病だったり、いわゆる抑うつ神経症あるいは気分変調性障害や不安障害、場合によっては境界性パーソナリティ障害、情緒不安定性パーソナリティ障害という診断がつきそうな患者さんもいます。大人の発達障害についてきちんと知っておかなければ、日常の診療でも適切に鑑別診断を行うのが困難であると感じるようになりました。

それからもう一つは、適応障害です。どうも会社でうまくいかないという話を聞いていくと、たとえば機械相手のときはよかったのに、対人関係が業務の主体である部署に異動になったら急に不適応になったとか、得意／不得意分野のデコボコが極端で、それが原因で不適応になっているという人もいます。私のような古いタイプの精神科医は「身体因性あるいは外因性」「躁うつ病、統合失調症などの内因性」、それから「心因性、あるいは反応性、性格環境因性とも言えそうなタイプ」に分けて考える頭がある。適応障害と診断された人は置かれた環境にうまく適応できなかった、たとえば周囲の人と上手に付き合えなかった、与えられた仕事が合わなかったなどがあり、一方で、もともと本人の性格にもろさがあるように思えることもある。「自分の性格を考え直しながら、環境調整もしていきましょう」というのが適応障害

■外因・内因・心因
精神疾患の原因が、身体疾患や薬物などによる場合を「外因」、遺伝的要因などが関係するといわれているが、現時点では原因不明と考えられる場合を「内因」、心理的要因にある場合を「心因」とする精神疾患の分類

■反応性
喪失体験など、強い環境の変化により引き起こされる場合

の治療の基本ですが、社会性がない、コミュニケーションがうまくいかないなど、発達障害と考えたほうがよさそうな患者さんも含まれている。発達障害を性格の一部のように考えて対応しないといけない感じがするが、性格とも言えない。大人の発達障害をどう診断するかをもっと知っておかなければならないとの思いを強くしています。

また、大人のADHD（注意欠如・多動性障害）に使える薬としてストラテラが保険適用になったこともきっかけの一つです。ストラテラを処方するためには大人のADHDの診断ができることが前提になりますが、きちんと診断する自信がないという精神科医も多い、というか、診断のコンセンサスがまだ精神科医にない。にもかかわらず、薬の適用まで認められてしまった。このままでは精神科外来が混乱してしまうのではないか…。そんな危機感から日本精神神経学会でシンポジウムを組むなどして、われわれ一般の精神科医がもっと大人の発達障害を知り、精神科医ごとに診断が大きくずれることがないようにしなければならないと考えました。

今回は、発達障害のなかでも臨床上、いちばん問題が多いとされているアスペルガー症候群、自閉症スペクトラム障害（ASD）を中心に、大人の発達障害の基礎知識から診断・治療のノウハウまで、内山先生にご教示いただきたいと思います。

■ストラテラ
一般名＝アトモキセチン

■シンポジウム
宮岡氏は二〇一一年・二〇一二年と二年連続で同学会の学術総会において発達障害関連のシンポジウムを企画。いずれも多くの人が集まった。

【大人の発達障害が急激に増えた理由①】

概念が広がって注目度アップ
暮らしにくくなって症状が顕在化した

宮岡　ここ数年、精神科外来に「自分は発達障害ではないか、アスペルガーではないか」と受診してくる成人の患者さんが急激に増えてきましたが、大人の発達障害の患者数は増えているのでしょうか。まず、印象をお聞かせいただければと思います。

内山　「自分は発達障害ではないか」と受診する人は確かに増えているのだろうと思います。子どもの領域でもだんだん年齢層が上がってきていて、僕のクリニックでも成人の受診者がかなり来るようになりました。インターネットなどでも情報がたくさん入りますし、一般の人もアスペルガー症候群という病名をけっこう知るようになったということが一因として挙げられると思います。

宮岡　患者数そのものが増えていると捉えたほうがよいのでしょうか。それとも、注目度が高まって増えたようにみえるだけなのでしょうか。あるいは社会環境がより症状を表に出させやすくしているとか、いろいろな可能性がありますが、先生はどうお考えですか。

内山　幼児期、いわゆる子どもの発達障害と、成人期の大人の発達障害とを分けて考えたほうがよいと思います。
子どもの発達障害は、確かに患者数が増えている可能性があります。出生時低体重や親、特に父親の高齢化が発達障害の原因の一つといわれているのですが、低出生体重児は今後さらに増える見込みですし、親の高齢化もますます進む傾向にあります。虐待と関係しているとの説もあるのですが、虐待の通告件数も残念ながら増えていますので、発症リスクが高い子どもが増えていると言えるかもしれません。
一方、大人の場合はむしろ概念が広がって注目されたため、増えてきたように思います。従来は難治性のうつ病や治療抵抗性の統合失調症と診断されていた人が、実はアスペルガーかもしれないという意識が出てきたのではないでしょうか。

宮岡　もともとの脆弱性は同じだけれども、世の中が暮らしにくくなってきて、症状が顕在化しやすくなったという面もありますか。

内山　そういった側面はあると思います。

宮岡　あるいは、脆弱性をもっている人が実際に増えていると考えたほうがよいでしょうか。

内山　よくわかりませんが、もちろん二十年前に比べれば、大人の発達障害は増えていると思います。脆弱性をもった人は多いですし、たとえば、結婚や出産を契機にストレスが加わって特性が明らかになるといった例もあると思います。

宮岡　具体的に、先生のところに相談にみえる「大人の発達障害疑い」の方はどん

▼議論されているリスク要因
- 親の年齢
- 親の職業
- 第一子
- 移民
- 妊娠・出産の問題＝子宮内発育不全、胎内環境、早産、出生時低体重、低アプガー
- 人工乳
- 母親の病気（うつ、妊娠時高血圧症候群、妊娠性糖尿病）や肥満

なタイプが多いですか。私の外来では、従来の診断で言えば「適応障害」の方が多いという印象なのですが。

内山　やはりそうですね。適応障害あるいは抑うつが多いですね。あるいは「自分探し」です。自分がしっくりこなくて、本当の自分を探しているといった人たちです。まあ、適応障害の範疇かもしれませんね。病名や特徴が一般の人にも浸透してきたので、職場の上司に「おまえはアスペルガーじゃないか」と言われたという受診者もいます。

宮岡　職場や学校で指摘されることも増えているみたいですね。

内山　ええ。上司あるいは企業の産業医、大学のカウンセラーに言われて来たという人も少なくないです。そういう人たちはよく聞けば症状はもちろんあるのですが、小学校・中学校・高校とそれなりに適応できていて、大きな破綻は示していない。示していたとしても、短期間の不登校やリストカットなどで、大きな問題にはなっていない人がほとんどです。

セカンド・オピニオンを求めに来る人もときどきいます。たとえば、いま統合失調症という診断で治療を受けているのだけど、なかなか治療がうまくいっていないとか、パーソナリティ障害や気分変調性障害などの診断名で治療を受けているが、自分なりに満足のいく効果が得られていないとか。そういう人が「もしかしたら発達障害ではないか」と訪ねてくるケースもありますね。

■自分探し
自分がしっくりこず、本当の自分を探している（→一一三頁も参照）。

当然ですが、もちろん皆が皆、発達障害とは限らないです。先ほど宮岡先生がおっしゃった気分障害や不安障害、パーソナリティ障害、気分変調性障害、適応障害といった方々はたぶん成人期にみれば、その診断基準を満たしていると思うのですが、こういう診断基準はもともと発達期のことは考慮していません。たとえば、統合失調症はあるときに発症するわけですが、発達期まで遡ってよく聞き、いろいろな社会性の困難が二～三歳のときから生じていたのであれば、発達障害にプラスして抑うつ神経症や感覚障害など、両方の診断がつく可能性があるのではないかと僕は思います。

発達障害のないピュアなパーソナリティ障害やピュアな気分障害もあるわけですから、発達期からなんらかの困難を抱えている人と、成人期になって初めて症状が出てきた人とでは、やはり治療の方向性や反応性などが違うと思うのです。そういう意味では、鑑別・重複診断をきちんと下す意味はあるのではないかと思います。

宮岡　うつ病が治らないと、「発達障害じゃないか」と言う精神科医がいるらしいのです（笑）。

内山　それは変ですよ（笑）。

宮岡　本末転倒ですよね。発達障害の可能性を考えるというのは大事なことですが、治らないから発達障害だろうと簡単に納得してしまっている医師もいるので、そのあたりも問題として考えなければならないと思っています。

【大人の発達障害が急激に増えた理由②】

マスコミをにぎわす事件が契機に犯行動機が世間の注目を集めやすい

宮岡　先ほど「概念が浸透してきた」とのお話がありましたが、そもそも発達障害がこれだけ注目されるようになったのには何かきっかけがあったのでしょうか。

内山　一つにはやはり世間をにぎわせた事件の影響というのが大きいと思います。

宮岡　犯罪や事件ですね。

内山　具体的には一九九〇年代後半から二〇〇〇年代はじめにかけてだと思います。二〇〇〇年に起きた愛知県の豊川主婦殺害事件は、当時十七歳の加害者が「人を殺してみたかった」と語って大きな注目を集めました。その少年がアスペルガー症候群と診断された最初のケースではないでしょうか。二〇〇三年の長崎男児誘拐殺人事件も、当時中学一年生だった加害者がアスペルガー症候群と診断されています。こうした事件の精神鑑定の結果が、アスペルガー症候群、さらには発達障害を一般に知らしめる大きな契機になったのは間違いありません。

宮岡　それ以前はほとんどなかったのでしょうか。

内山　一九九九年の全日空機ハイジャック事件の犯人は、一度はアスペルガー症候群と診断されましたが、最終診断は抗うつ薬の影響ということになりました。

宮岡　たくさんの抗うつ薬を飲んでいて、その副作用という解釈なのでしょうか。

内山　ええ。僕はアスペルガー症候群だと思ったのですが、最終診断は違っていたと思います。一九九七年に起こった神戸連続児童殺傷事件の加害者もアスペルガー症候群の可能性も議論されたようですが、精神鑑定の結果は行為障害だったと記憶しています。

宮岡　最近では裁判の判決でも注目を集めましたよね。

内山　ああ、社会の受け皿がないという理由で、アスペルガー症候群の被告に求刑を上回る懲役二十年の判決が下されたケース（平野区市営住宅殺人事件）ですね。

宮岡　「社会の受け皿」の問題に関するお話はのちほどうかがうとして、確かにいま挙げていただいた事件はメディアをにぎわせましたが、発達障害が必ずしも事件につながることが多いわけではないと思います。偏った見方をしてはいけないですが、犯罪につながるケースについて、先生はどうみておられますか。

内山　犯罪の実数そのものが多いかどうかはわからないのですが、彼らの起こす犯罪は動機がちょっと驚くようなものであるケースが多いことが特徴として挙げられると思います。

宮岡　確かにそうですよね。

内山　動機が変わっていたり、方法が変わっていたりして、世間の注目を非常に集

■裁判の判決（平野区市営住宅殺人事件）
二〇一一年七月に姉を刺殺したとして殺人罪に問われ、逮捕後の精神鑑定でアスペルガー症候群と診断された被告に対し、求刑の懲役十六年を四年上回る懲役二十年の判決が言い渡されたもの。社会の受け皿のなさや再犯の可能性が判決理由とされたが、それに対し当事者団体や専門家などから抗議の声が相次ぎ、その後の控訴審判決（二〇一三年二月）では一審判決を破棄し、懲役十四年が言い渡された。

めやすいのではないでしょうか。いわゆる色や金、欲ではない、特殊な動機だったりするので世間がびっくりする。一般的な社会通念や道徳観を刺激するような犯罪の場合があるので、非常に注目されてしまうのだろうと思います。実際、彼らは社会的規範にわりと無頓着なところがあるので、犯罪にかかわってしまう可能性はあるとは思うのですが。

宮岡　ほかにそういう社会的な問題というかたちで現れるケースはありますか。たとえば、会社での適応が悪いとか。

内山　会社適応や引きこもりの問題があります。引きこもりのうち何パーセントが発達障害なのかはわかりませんが、かなりの数いるのではないかと、僕は思っています。社会的な面では虐待の問題もありますね。

宮岡　虐待される側に多いのでしょうか。

内山　心理的な虐待にさらされることによって脳に影響が出るとの説もあって、虐待される側に発達障害が現れることも多いと思いますが、遺伝的要因もあるので、虐待する側も発達障害があることも少なくないでしょうね。

宮岡　私は自治体の発達障害の施設で親の相談を担当しているのですが、発達障害の子どもを叩いている親はけっこういます。だから面接のときに「叩いている」という話が出たら、「どのくらいの強さで叩いてるんですか。机を叩いてみてください」と言うようにしているのですが、かなり強く叩いているお母さんもいますよ。内山

■自治体の発達障害の施設
自治体の施設としては、保育や教育・就職など総合的な支援を目的に、都道府県や政令指定都市などが運営する発達障害者支援センターがある。

先生がおっしゃるように、母親の側にも不器用で力加減がうまくできないなどの発達障害にみられるような問題があるのかもしれませんね。価値観が違うのではないかと感じることもありますし。そういう意味では、親の側にもきちんとアドバイスをしなければなりませんね。

内山　そうですね。

【疫学、病因】

発達障害は決して稀な障害ではない
主な原因は遺伝的要因と環境要因

宮岡　次は疫学的なことを聞かせていただければと思います。実際のところ患者数はけっこう多いのでしょうか。

内山　実際には非常に多いです。発達障害全体については二〇一二年十二月に文部科学省が公立中学校通常学級で発達障害の可能性がある子どもの割合が六・五％と公表し、話題となりました。

自閉症スペクトラム障害（ＡＳＤ）に関しては、最近の複数の疫学調査で一～二％の数字が出ていますし、ＡＤＨＤは五～十％ですね。学習障害（ＬＤ）も五％といった調査結果もありますので、決して稀な障害ではないです。

知的な障害を伴うイメージをもっておられる先生も多いようですが、実際には、ＩＱは正常範囲の人が圧倒的に多いだろうと思っています。そういう意味では、一般の精神科外来を受診する可能性が高いですね。精神症状を合併しやすいので、一般の精神科外来に発達障害の患者さんがたくさん混じっているのではないかと思います。そのあたりは、基本的に押さえておかなければいけないところだと思います。

▼自閉症スペクトラム障害の原因
- 脳の機能の違い
- 特定（単一の）機能障害があるわけではない
- 特定の原因があるわけではない
- 遺伝的要因が重要だが複雑な役割を果たす
- ほかの障害と合併しうる

宮岡　男女差はありますか。文献によると、男性が多いとのことですが。

内山　最近は女性例が増えてきています。文献上ではまだ男性が多いですが、現在の診断基準に従えば男性が多くなってしまうだろうと思います。女性には女性の診断基準が必要なのではないでしょうか。

宮岡　男女差については診断や治療のところで改めてご解説いただくとして、次は病因についてです。発達障害の病因にはいろいろな説がありますが、いずれにしても、生まれながらにもっている要因がかなり大きい。でも環境によっては、ぜんぜん症状として現れない場合もあるし、突然出現する場合もあるのですね。

内山　遺伝的要因が大きな役割を果たすのは確かだと思いますが、最近は昔ほどにはいわれなくなっています。昔は遺伝的要因をむしろ強調しすぎたのではないかという気がしますね。ゲノムを調べる研究で怪しい遺伝子が見つかってはいますが、同時に、遺伝だけでは説明がつかないこともわかっています。

　環境要因にも注目が集まっています。先ほどの低出生体重児については、かなり昔からいわれていますし、親の高齢化の影響をまとめた論文もかなり出てきています。特に、父親が年齢を重ねるごとに突然変異遺伝子が増える可能性があるため、それによりリスクが高くなるという論文が二〇一二年に発表され、話題となりました。そのほか、ルーマニアのチャウシェスク政権が崩壊したのち、移民となった子どもたちのあいだに自閉症に似た症状が多く出現したとか、親の職業など、バイオ

▼男女差
→一四七頁参照

▼リスク要因
→六頁参照

ロジカルな環境要因が挙げられます。それにストレスが加わると，症状が顕在化するのだと思われます。

宮岡　遺伝性に関してはどの程度データがあるのでしょうか。

内山　一卵性双生児と二卵性双生児の比較でいうと，精神疾患のなかでは自閉症がいちばん高いといわれています。躁うつ病や統合失調症よりもはるかに遺伝性は高いと思います。

宮岡　一卵性双生児の一致率はどのぐらいなのですか。

内山　五十～八十％ですから，かなり遺伝の関与は強い疾患，障害ですね。ただ最近は両親の年齢や出生時低体重，早産といった広い意味でのバイオロジカルなストレスも関係していると思います。

宮岡　では病因としては，基本的に遺伝的要因と環境要因の二つという理解でよろしいですか。

内山　それでよいと思います。

第2章

知っておきたい発達障害の基礎知識

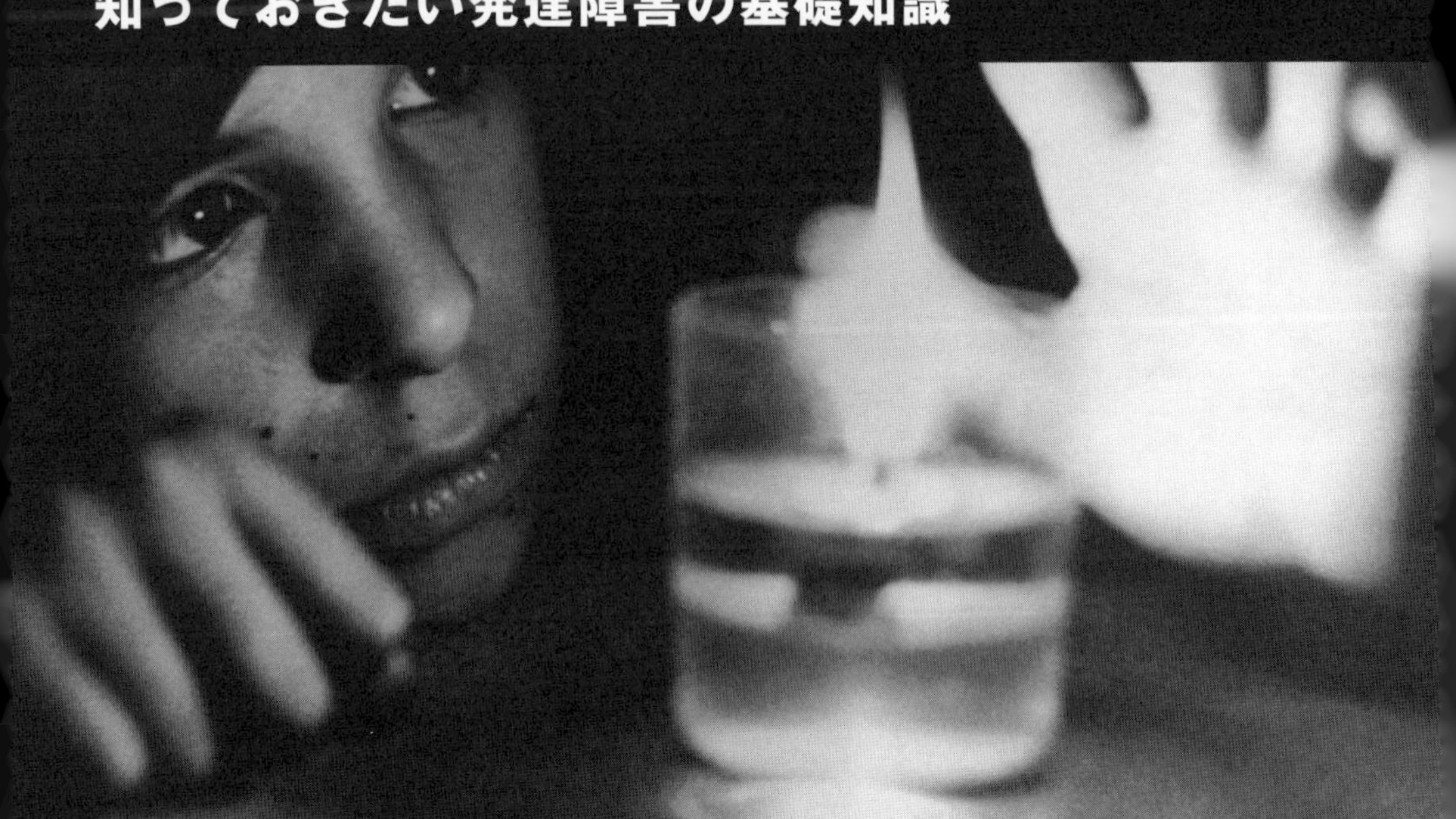

アヴェロンの野生児をテーマにした映画「野生の少年」より（20世紀フォックス ホームエンターテイメント ジャパン）

【定義と分類】

「生来性」「発達期での特性の出現」「症状の安定」の三点で定義

宮岡　ここでは、大人の発達障害を診ていくうえで、どうしても知っておかなければならない発達障害に関する知識を教えていただきたいと思います。まず、発達障害全般の分類や定義についてお話しいただけますか。

内山　定義もいろいろありますが、一般的によく使うＤＳＭやＩＣＤでの基本的な考え方は、やはり生来性に、あるいは生後ごく早期に脳機能の偏りがあること、発達期に特性が明らかになること、そして、統合失調症のように寛解と増悪を繰り返さず、症状が安定しているということです。アメリカのように、もっと広範囲に、たとえば脳性麻痺も含めている国もあります。

日本の発達障害者支援法は、知的障害でカバーできない部分から出発しているので、知的障害は含まれていません。運用の差はありますが、基本的には生来性の脳機能の偏り、発達期での特性の出現、そして症状の安定ということで定義してよいと思います。

宮岡　一般的に知的障害は除くという理解でよろしいのですか。本によって違うよ

■発達障害者支援法（二〇〇五）
第二条　この法律において「発達障害」とは、自閉症、アスペルガー症候群その他の広汎性発達障害、学習障害、注意欠陥多動性障害その他これに類する脳機能の障害であってその症状が通常低年齢において発現するものとして政令で定めるものをいう。
2　この法律において「発達障害者」とは、発達障害を有するために日常生活又は社会生活に制限を受ける者をいい、「発達障害児」とは、発達障害者のうち十八歳未満のものをいう。
3　この法律において「発達支援」とは、発達障害者に対し、その心理機能の適正な発達を支援し、及び円滑な社会生活を促進するため行う発達障害の特性に対応した医療的、福祉的及び教育的援助をいう。

うですが。

内山　発達障害者支援法に準じれば、「自閉症、アスペルガー症候群その他の広汎性発達障害、学習障害、注意欠陥多動性障害その他これに類する脳機能の障害」です。実は僕自身は知的障害も含めています。ほとんどの場合、生来性だということ、症状が安定していること、発達期に特性が明らかになるという意味では、知的障害も発達障害も同じですし、自閉症の場合は知的障害を合併することがかなり多いので、あえて知的障害だけを除外する必要はないと僕は思っています。

宮岡　明らかに著しい知的障害を伴っている場合は専門の先生に対応をお願いすることになりますが、われわれ成人の精神科医が臨床で困っているのは、いわゆる高機能といわれる発達障害の患者さんです。普通の精神科の疾患として、きちんと合併や鑑別を考えなければならない。したがって、本書で議論する主な対象も高機能の発達障害、特に高機能ＡＳＤになるかと思いますが、そもそも「高機能」という言葉自体に明確な定義がありませんよね。だいたい社会生活ができている人、といった感じで捉えておいてよいのでしょうか。

内山　高機能という言葉の響きから「能力が高い」と誤解されやすいのですが、「知的障害ではない」という意味です。行政用語でも診断用語でもありませんし、オフィシャルなカットオフ値はありません。ＩＱ70と定義する人もいますし、85という人もいる。研究者によって違います。知的障害者向けの療育手帳をとれない人を指

■注意欠陥多動性障害
日本精神神経学会の用語集では、ＡＤＨＤの訳語を「注意欠如・多動（性）障害」としている。

▼「高機能」の定義
- 「知的障害ではない」という意味
- 行政用語でも診断用語でもない
- オフィシャルなカットオフ値はない

すという立場の先生もいますが、療育手帳の発行も自治体ごとに規定が違いますし、ＩＱが高くても自閉症があれば発行する自治体もあり、さまざまです。

高機能といってもＩＱ70や80の人は自立した社会生活ができていない人も多いです。ＩＱ90や１００など、普通のＩＱがないと実際には厳しいですよね。でもＩＱが高ければ重症ではないかというと、そういうわけではない。ＩＱが高くても大変な人はいます。ずっと続く障害ですし、社会生活に必要な部分が欠けていますから、支援が必要なのです。

その点、同じく発達障害に区分されているＡＤＨＤやＬＤは、ＡＳＤほど深刻ではありません。ＡＤＨＤには社会性の問題がありませんし、ＬＤは電卓やワープロなど代替えで対応可能ですから。

宮岡　臨床上、いちばん問題が多いのはＡＳＤの患者さんというわけですね。ではＡＳＤを中心に話を進めていくことにしましょう。

【歴史】

「アヴェロンの野生児」から自閉症スペクトラムまで

宮岡　われわれが医者になったころには、minimal brain damageなど、いろいろな概念がありました。いまはもうほとんど死語になったような概念もありますね。発達障害の歴史という意味では、いつごろから始まっているのでしょうか。

内山　まず、自閉症に関して言うと、きちんとした文献で出たのが一九四三年のカナーの論文です。厳密に言うと、それ以前の一九三六年にアスペルガーが発表しているともいわれています。このあたりをあまり突っ込んでもよくないかもしれないですが、カナーとアスペルガーのあいだには確執があったといわれています。カナーはユダヤ系のドイツ人で、アスペルガーはオーストリア人。いまは否定されていますが、アスペルガーはヒトラー・ユーゲントだったという説もあったんです（笑）。カナーはアスペルガーの論文を読んでいたに違いないのですが、いっさい引用していません。

宮岡　ちょっと前ですものね。読んでいないはずはありませんよね。

内山　歴史についてはそれ以外にもいろいろな説があるのですが、実際の医学的な正統な歴史のなかでは、いちおう一九四三年のカナーの論文が始まりですね。

■minimal brain damage（微細脳損傷）
知的な遅れや運動機能の障害などがないにもかかわらず、動き回ったり集中できない子どものこと。ADHDの昔の呼び名とも考えられる。

■レオ・カナー（Leo Kanner）
一八九四—一九八一。自閉症研究で有名な精神科医。一九四三年に発表した論文「情動的交流の自閉的障害」は、のちの自閉症研究に多大な影響を及ぼした。

■ハンス・アスペルガー（Hans Asperger）
一九〇六—一九八〇。オーストリアの小児科医で、言わずと知れたアスペルガー症候群の名付け親

それ以前には「アヴェロンの野生児」があります。イタールという内科医が詳しく書いていますが、いまから思えば、アヴェロンの野生児は明らかに自閉症の特徴をもっているんです。森の中で捨てられたいわゆる野生児なのですが、実際にはおそらく、もともと自閉症で育てにくいので、親が殺そうとしたのではないか、殺そうとしたけれども死なせきれなくて、森に捨てたのではないかという説です。

その少年は単なる知的な後れだけではなく、言葉がなかったり、ハンドリング＝クレーン現象といって、人の手を取って動作するという自閉症にしばしばみられる症状がありました。そのほかにも、整理整頓癖があったとか、偏食が非常に強かったとか、音に過敏だったとか、そういったいろいろな特徴があって、明らかに自閉症の特性をもっています。

ですから歴史に登場したのは、医学論文では「アヴェロンの野生児」の一八〇一年と言っていいと思いますが、それ以前にもたくさんあるんです。東洋では蜆子《けんす》がいますし、イタリアのジュネブロも有名です。ジュネブロは修道士ですが、凍えている人がいると、自分は素っ裸になって服を全部あげてしまったとか。非常に変わった行動をする人は昔からいたようです。

宮岡　そういう記載があったわけですね。

内山　ええ。かなり大昔からあったのは確実です。ただ、きちんとした医学論文としては「アヴェロンの野生児」が最初で、自閉症の論文は四三年のレオ・カナー。ア

■ヒトラー・ユーゲント
第一次世界大戦後のドイツで、ナチスの考えに共鳴する青年たちにより結成された組織

■アヴェロンの野生児
一七九七年ごろ、フランスで野生の少年が保護された。少年は発見当時、人間らしさを失っており、その後フランス人医師のジャン・イタールによる教育が行われた。なお、イタールと少年の物語は、フランスの映画監督フランソワ・トリュフォーにより『野生の少年』というタイトルで映画化されている。

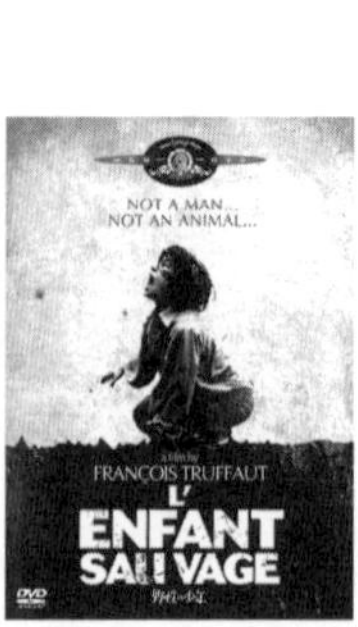

（発売元＝二〇世紀フォックス ホーム エンターテイメント ジャパン）

■蜆子
唐末の禅僧。居所を定めず、常に一衲《いちのう》（一枚の袈裟《けさ》）をまとい、河辺で蝦や蜆をとって食べ、夜は神祠《しんし》（ほこら）の紙銭中に寝たという。

スペルガー症候群に関しては、翌年の「小児期の自閉的精神病質」が始まりということでよいと思います。

宮岡　発達障害が話題になってきたのはいつごろでしょうか。

内山　いまでいう発達障害やアスペルガー症候群が話題になり出したのは、ウィングのキャンバーウェル研究という一九七九年の疫学研究からです。それで自閉的スペクトラムという言葉が出ました。それまではカナーの自閉症ですから、知的障害がはっきりしていて、誰が見ても「変わってるよね」という子だったんですが。

　ウィングは七九年に疫学研究を発表し、八一年にアスペルガーの原著を英語で紹介したわけです。それから、いまでいう発達障害の時代になったのではないかと僕は思っています。

宮岡　でも、過去にも大人の発達障害の人はいたはずですよね。

内山　もちろんそうです。

宮岡　その人たちはほかの精神疾患の病名がついていたのでしょうか。たとえば、ヘボイドフレニーとか、ジンプレックスとか。実はああいう引き出しの中に入っていたんじゃないかと書いている文献もありますよね。

内山　そうです。引き出しとしてはたぶん、ボーダーライン、スキゾタイパル、ジンプレックスですよね。あるいは、強迫性パーソナリティ障害などパーソナリティ障害のいくつか、そのあたりではないでしょうか。

■ローナ・ウィング (Lorna Wing)
一九二八―。イギリスの精神科医で、自閉症スペクトラム研究の第一人者。ASDの大規模疫学研究であるキャンバーウェル研究やアスペルガーの原著の英訳など、自閉症研究の進展に大きく貢献した。

■キャンバーウェル研究 (Camberwell Study)
ウィングとグールドがロンドンのキャンバーウェル地区において知的障害のある子どもを対象に行った疫学調査。社会性、コミュニケーション、イマジネーションの「三つ組の障害」などを発見した同研究が、今日の自閉症スペクトラム概念の始まりとなった。

■ヘボイドフレニー
類破瓜《はか》病 (heboidophrenia)

■ジンプレックス
単純型統合失調症
(simple schizophrenia)

■ボーダーライン
境界性パーソナリティ障害
(borderline personality disorder)

宮岡　たとえば自閉症という言葉にしても、カナーの自閉症、アスペルガー障害やアスペルガー症候群、最近では広汎性発達障害（PDD）、自閉症スペクトラム障害（ASD）と、いろいろな言葉が出てきます。用語がかなり混乱してしまっているような気がしているのですが、そのあたりを最低限整理するにはどうしたらよいですか。

内山　最低限、ですね？（笑）　まず、カナーが言った自閉症は一九四三年の論文ですが、そのあとに二症例を追加して、翌年に「早期乳幼児自閉症」という論文を書いています。そこに自閉症という言葉が出て、カナーとその弟子のアイゼンバーグという先生が一九五六年に自閉症の診断基準をまとめています。これがカナーの自閉症です。

広汎性発達障害という言葉はDSM-IIIからですから、一九八〇年に初めて出てきた言葉です。これは特異的発達障害、いわゆる学習障害（LD）と区別して、いろんな部分が広汎に障害されてくるもので、それがDSM-IVまで引き継がれています。

自閉症スペクトラムという言葉は、先ほどお話ししたウィングの一九七九年の疫学研究から生まれています。ロンドンのキャンバーウェルという地区で、社会性に問題がある子、こだわりのある子、コミュニケーションに問題がある子をチェックしたら、社会性とコミュニケーションとイマジネーションの障害が三つ組として一緒に現れるという特徴を見出しました。「ウィングの三つ組」と呼ばれていますね。

■スキゾタイパル
統合失調型パーソナリティ障害（schizotypal personality disorder）

■強迫性パーソナリティ障害
obsessive-compulsive personality disorder

■レオン・アイゼンバーグ（Leon Eisenberg）
一九二二―二〇〇九。米国の精神科医

■カナー&アイゼンバーグの診断基準
①他者との情緒的接触の重篤な欠如
②物事をいつも同じままにしておこうとする強い欲求
③物に対する強い関心と、物を器用に扱うこと
④言葉がないか、オウム返しなどコミュニケーションには役立たない言葉の使い方
⑤知的な顔立ち、特殊領域での優秀さ
の五項目からなる自閉症の診断基準

でもそのなかで、カナー&アイゼンバーグの五六年の診断基準で自閉症と診断できた子どもは、ごくわずかだった。それで、カナー&アイゼンバーグの基準は狭すぎて、臨床には役に立たないのではないかということになり、自閉症スペクトラムという用語が誕生したのです。

ここからが少しややこしくなってくるのですが、ウィングやグールドがつくった自閉症スペクトラムという言葉がなんとなく広がっていったんですね。それでアメリカの学者たちがあまり定義もしないで、広汎性発達障害と同じような意味で、自閉症スペクトラムという言葉を使い始めた。それで、アメリカの自閉症スペクトラムとウィング&グールドの自閉症スペクトラムの概念が混在してしまった。今度のDSM-5では自閉症スペクトラムが登場していますが、ウィングたちの自閉症スペクトラムとは別物になってしまっています。アメリカとイギリスの力関係なのでしょうか。

宮岡　そうですよね…。

内山　ウィング先生たちは非常に怒っています。

■ジュディス・グールド（Judith Gould）
イギリスの精神科医。自閉症スペクトラム研究の第一人者。写真は、ローナ・ウィング（→一三三頁参照）とグールド（写真右）

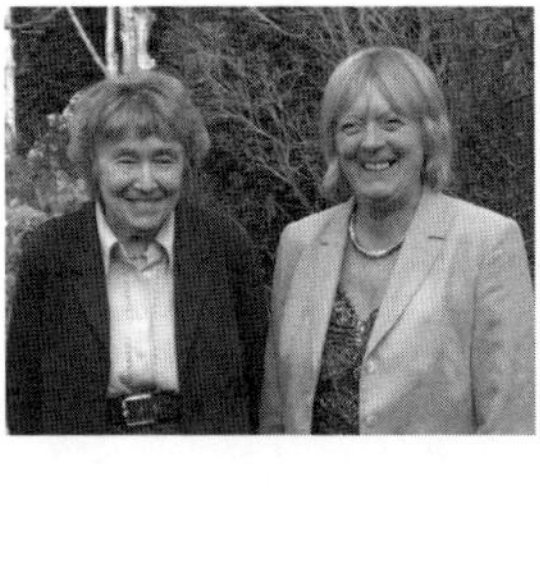

【概念の整理】

コアとして押さえておきたいのは自閉症スペクトラム障害

宮岡　それほど発達障害について詳しくない人は、いろいろな概念が出てくると、逆にどれでもいいみたいに考え、かえっておかしなことになってしまいますね。少なくともこう分けて、こう知っておけば、さほど誤らないというシンプルな枠組みが欲しいです。無理な注文だとは思いますが、どんな分け方がいちばんよいか教えてください。

内山　自閉症スペクトラム障害（ASD）という概念がいちばんシンプルだと思います。社会性とコミュニケーションとイマジネーションの障害があるとの定義ですね。シンプルでなくしたのはDSMやICDなんです。たとえばレット症候群を入れたり。レットはぜんぜん自閉症ではありませんから。

宮岡　そうか。レットも入っているわけですね。

内山　さすがにちょっとまずいと思ったのか、DSM-5では自閉症スペクトラムにレットは入っていません。そういう意味では、ウィングとDSMが近づいたとも言えるのかもしれませんね。精神科医がレットを診ることは絶対といってよいほどな

■DSM（Diagnostic and Statistical of Manual of Mental Disorders）
米国精神医学会による精神疾患の診断統計マニュアル

■ICD（International Statistical Classification of Diseases and Related Health Problems）
国際疾病分類。世界保健機関憲章に基づき、世界保健機関（WHO）が作成。最新版はICD-10

■レット症候群
Rett('s) syndrome

いですから、基本的には、社会性とコミュニケーションとイマジネーションの障害があるということで診断するのがいちばんシンプルだと僕は思います。

宮岡　それをＡＳＤと呼んでいいのですね。

内山　はい、そうです。

宮岡　うつ病などに関してもＤＳＭは改訂のたびに違ってくるので、疾病の鋳型が精神科医のなかになくなってしまいました。ＤＳＭを単なるチェックリストとして使っているから、よけいに変な医療になっているようです。

内山　そうですよね。

宮岡　そういう意味では、コアとして押さえておくのは、とりあえずはＡＳＤ。特徴は社会性とコミュニケーションとイマジネーションの障害、ですね。

内山　臨床的にもそのほうがよいと思います。

宮岡　そのぐらい単純なほうがよいですよね。そうすると、ほかの鑑別や合併をそれほど細かく考えなくてもよいかもしれない。

内山　自閉症かアスペルガー症候群か、特定不能の広汎性発達障害（ＰＤＤ）なのか自閉症なのかを区別しても意味がないのです。どれも支援方法は同じですから。

宮岡　対応は同じですものね。

内山　対応が違うのなら区別する意味があるけど、治療は同じなので、区別しなくてもよいのです。進行性の神経疾患であるレット症候群は精神科医には治療できな

■ ICD-10の広汎性発達障害

F84.0	小児自閉症（自閉症）
F84.1	非定型自閉症
F84.2	レット症候群
F84.3	他の小児期崩壊性障害
F84.4	精神遅滞および常同運動に関連した過動性障害
F84.5	アスペルガー症候群
F84.8	他の広汎性発達障害
F84.9	広汎性発達障害、特定不能のもの

いですしね。

宮岡　わざわざ分けるためには、ｆＭＲＩの画像などを使うのでしょうか。

内山　そういう方法もありますが、全部の研究が一致してはいないです。そもそも自閉症もアスペルガーも診断基準が曖昧なので、実はｆＭＲＩ研究などもＤＳＭの診断基準をそのまま使った研究はあまりないのです。

宮岡　そうすると、大人を診るときもＡＳＤがあるかどうか、あるいはＡＳＤを合併しているかどうかという視点で診察すればよいのですね。

内山　そうだと思います。大事なのは、そうした特異な症状が小さいときからあるかどうかですね。

宮岡　そういうことですね。わかりました。だいぶすっきりしてきました。

■ｆＭＲＩ（functional magnetic resonance imaging）
機能的磁気共鳴撮像。主に脳機能を計測するための画像検査法。

■ DSM-IV-TR の広汎性発達障害

299.00	自閉性障害
299.80	レット障害
299.10	小児期崩壊性障害
299.80	アスペルガー障害
299.80	特定不能の広汎性発達障害（非定型自閉症を含む）

【ASDの典型症例】

IQは120以上、進学校の出身　不自然な言動などのアスペルガー感が顕著

宮岡　先生のところへ相談にみえた人で、ASDの典型的な患者さんの例をご紹介いただけますか。

内山　十七歳のときに、頭が働かない、不眠、家庭内暴力などで精神科を受診し、統合失調症疑いで治療を開始した人がいます。治療があまりうまくいっていなくて、十八歳で他院を受診して、統合失調症を否定されて精査・加療。境界性パーソナリティ障害と診断されて、精神療法系の別のクリニックを紹介され、カウンセリングに数年通っていました。

宮岡　数年ですか。

内山　五～六年も通っていました。それで最後には「社会復帰は無理」と言われて、治療を終結しているんです。ちょっとかわいそうです。

そのあと、大学病院を含めて何度も転院していて、アルバイトも挑戦するたびに解雇されて、自殺未遂で緊急入院も何度かしています。そのあと引きこもりになって、引きこもりの支援機関に入寮するのですが、入寮生活もぜんぜんうまくいかな

くて、支援者からも怒られてやめて、また引きこもりになって、何度も挫折体験がフラッシュバックしている。そういうケースです。

この人は、三十歳代でうちのクリニックを受診したのですが、幼児期には極端な多動、人見知り、後追いはなかった。同年代の子と見立て遊びやごっこ遊びはしていない。ジョイント・アテンション行動については、母親の記憶はありません。一歳児健診、三歳児健診とも異常はなかったのですが、幼稚園ではけっこうトラブルメーカーだった。小学校では勉強がよくできたのですが、協調性がなく、いじめの対象になっています。成績は非常に優秀で、有名中学に進学します。勉強へのこだわりが強く、納得できるまで次に進まないため、中学三年生ごろから成績がどんどん落ち始めた。そのあとカタトニー症状も出現して、頻繁にいじめの対象になっています。

結果的には、典型的な自閉症スペクトラム障害（ASD）、ウィングの概念によるアスペルガーで、DSM-IVによる診断では特定不能の広汎性発達障害（PDD-NOS）でした。いまも引きこもり状態ですが、障害年金を申請したり、発達障害支援センターで定期的にカウンセリングを受けたりしています。無職ですが、生活的には安定しています。

これが典型的な症例の患者さんですね。

宮岡　かなり知能も高いのですね。

■ジョイント・アテンション行動
自分の関心のあるものについて、指をさしたり話しかけたりすることで他者と注意や関心を共有すること

▼典型症例――生育歴
- 幼児期には極端に多動、人見知り、後追いはなかった
- 同年代の子と見立て遊びやごっこ遊びはしていない
- ジョイント・アテンション行動は母親の記憶がない
- 一歳児健診、三歳児健診とも異常はなかったが、幼稚園ではトラブルメーカーだった
- 小学校では勉強がよくできたが、協調性がなくいじめの対象になった
- 有名中学に進学したが、勉強へのこだわりが強く、納得できるまで次に進まないため、成績が落ち始めた。カタトニー症状も出現し、頻繁にいじめの対象になった

内山　ＩＱは１２０以上です。非常に高いですね。

宮岡　ＩＱが高いのであればなおさら診断が難しいですよね。診断についてはまたあとで詳しくお話しいただきますが，まずは発達歴を探るのが診断の第一歩でしょうか。

内山　そうですね。でも，無表情で表情も硬いし，視線もあまり合わず，しぐさがぎこちない，表情と話の内容が合致しない，話し方がペダンティックといったアスペルガー感があったので，疑える要素はたくさんありました。「不自然」という言葉で説明すると，統合失調症も不自然なので似たような表現になってしまうのですが，統合失調症の不自然さとは明らかに異質です。統合失調症の不自然さを診ている先生方ならどこか違うと気づくのではないでしょうか。

【これだけは知っておきたい知識】

多くは抑うつなど他疾患を合併
一般の精神科外来に一割程度はいるかもしれない

宮岡　大人の発達障害を勉強する教科書がなかなかないと感じています。子どもの発達障害の本は児童精神医学の領域にありますが、子どもの精神医学を十分学んだら大人を診ることができるかというと、けっこう難しいように思います。まず、大人を診るときに知っておくべき最低限の知識をかいつまんでお教えいただければと思います。

内山　まず知っておいてほしいのは、疫学的に非常に多い障害ということです。

宮岡　多いということですね。

内山　はい。有病率が高い。最近の研究では、たとえば韓国での発生率は二・六四％とのキムの報告があります。愛媛県今治市の児童精神科医の藤岡宏先生がご自身のクリニックで七年間フォローした結果、今治市の出生児の百人に二〜三人の割合だったそうです。

成人の研究というのはイギリスの一報告しかないのですが、千人中九・八例だから百人に一人ぐらいですね。住民票を調査してインタビューに来てもらう方式の調

▼**基礎知識**
- 疫学的に非常に多い障害である
- 子どもの有病率は二〜三％
- 大人は捕捉が悪く、数字上の有病率は一〜二％
- 一般の精神科外来に一割前後、混じっていると思われる

査なのですが、彼らのほとんどが障害があるにもかかわらず、いっさいの支援を受けていなかった。多くの場合が低所得者で、低所得者向けのアパートに住んでいて、孤立した生活を送っていたということです。

そういう意味では普通にまぎれこんでいるんですね。多くは抑うつなど他の精神疾患を合併しますから、たぶん一般の精神科外来には、おそらく一割程度、発達障害の患者さんが混じっていると思います。

宮岡　一割ぐらいも精神科外来の患者さんのなかに入っているわけですか。発達障害を思い浮かべることができるかどうかが鍵ですね。

内山　ええ、そう思います。「診ていません」と言う先生もいらっしゃいますが、診ていないことはないと思うのですよ。

宮岡　でも先生、発達障害の診断はいったんついたら消えることはないのですよね。

内山　自閉症に関してはそうですね。

宮岡　そうすると、子どもが二・六％なのに対し、大人は一〜二％とむしろ数字上は少なく出ていますが、それは顕在している症状が消えるということなのでしょうか。

内山　大人のほうがたぶん捕捉が悪いのだと思います。子どもは学校などでかなりはっきり見出せますが、この大人の研究は住民票で抽出してアンケートを送っていますから、捕捉率は悪いはずです。子どもと同じ診断基準を使わざるをえない点も捕捉率を低くしている原因だと思います。ですから、実数はもっと多いと推察できます。

【症状（概論）】

統合失調症的にみられやすい一対一の診察場面では普通に振る舞える

宮岡　子どもを含めて、概論として知っておかなければならない症状を教えてください。

内山　いくつかスクリーニングツールがあるので、それに沿ってお話しします。まずは社会性の問題がいちばんメインです。社会性があるか、特に同年代の友人とうまく付き合えているか、です。異年齢の友人はけっこうつくれるのですが、同年代の対等の友人が少ないのが特徴です。

宮岡　異性との付き合いにも特徴があるのですか。

内山　異性との付き合いは下手な人が多いです。だから、互いに満足のいく性的パートナーがいないというのがスクリーニングの一つなんです。「互いに満足がいく」というのが、ちょっとポイントです。一方的な人が多いのですよ。アスペルガーでも性的パートナーがいる人もいますが、なかなか互いに満足できないので、離婚率、別れる率は非常に高いと思います。

それと、エキセントリックな独特の感じがします。強迫的でリジッドで、迷信や

▼症状の特徴
- 同年代の友人とうまく付き合えない
- 社会性の問題が最も大きい
- 異性との付き合いが下手
- エキセントリックな印象、強迫的
- 迷信やルーチンに縛られやすい
- 着脱や身だしなみに問題があることも多い
- 特定のことに関心がある。いわゆるオタク
- 話し方が不自然（ペダンティック、文語的、モノトーンなど）
- 非言語性のコミュニケーションに問題がある
- 非常識な行動を悪気がなくやってしまうことが多い
- 能力のデコボコが多い
- 思考障害や思考途絶に見えることもある

ルーチンに縛られやすい。このあたりはスキゾタイパルとちょっと似ています。ほかには、実行機能や社会性の問題があるので、着脱や身だしなみに問題があることも多いですね。流行遅れの服やサイズの合わない服を着たり。特定のことに強い関心があり、いわゆるオタク。特定の領域のオタク的な知識があったりします。そのほかにも、言葉づかいがペダンティックというか、奇妙で文語的な話し方をする。そしてモノトーンだったり。

また、非言語性のコミュニケーションが明らかに異常で、視線の使い方が奇妙だとか、表情が硬い。あるいは逆に、非常に演技的な過度なジェスチャーをしたりする。そして、ある意味で非常識な行動を悪気なくしてしまうことが非常に多く、結果的に他人を巻き込んで迷惑をかける。ボーダーも人を巻き込むのですが、ボーダーの場合はわかっていてわざとやっているのに対し、アスペルガーは悪気なく巻き込んでしまう傾向があります。

あと、能力のデコボコがけっこう多いですね。読み書きはすごく苦手だけど、ピアノは上手に弾くとか。話している最中に話題とはまったく関係ないことをよく言ったりします。それがちょっと思考障害に見えたり。社会性がないので自分の考えにパタッと浸ってしまうこともあって、それが思考途絶に見えることもあります。

宮岡　ああ、そうか。

内山　それでわりと統合失調症的にみられやすいのです。

宮岡　大人でみられる症状というのは、子どものころからの症状が移行している感じなのでしょうか。要するに、子どものころの症状からの連続性としてみるとよいのですか。

内山　本質は同じだと思います。基本的には連続しています。

宮岡　子どもの代表的な症状も教えていただけますか。

内山　社会性の問題に関しては同じですよ。同年代の子どもとごっこ遊びができない。グループのなかに入れない。いじめられる。孤立が好き。奇妙でエキセントリックで、まわりから見て変わった行動をする。子どもだから迷信などにこだわることはないですが、物を並べたり、非常にオタク的な興味をもつ。たとえば小学生の子でも『広辞苑』を読むのが趣味とかいう子もいるわけです。

子どもの場合、着脱や身だしなみは親がカバーしますので、わからないことが多いです。強い関心という点でも同じです。関心の対象が「ポケモン」なのか、化石なのか、あるいは医学なのかというふうに変わっていくだけです。

言葉づかいに関しても、アスペルガーは始語が遅くない子も多いです。話し出したら非常にペダンティックに喋る。幼児でも「僕はこれとこれが好きなのです。ちなみに先生は…」といった非常にペダンティックな喋り方も決して稀ではありません。

そういう意味では、非言語性のコミュニケーションも同じように乏しいですし、突飛な行動もします。発達のデコボコはむしろ子どものほうが目立ちますね。大人に

▼**子どもの症状の特徴**
- 同年代の子どもとごっこ遊びができない
- グループのなかに入れない。いじめられる
- 孤立が好き
- 突飛な行動をとる
- 奇妙でエキセントリック
- 物を並べたり、非常にオタク的な興味をもつ
- 強い関心
- 非言語性のコミュニケーションが乏しい
- 発達のデコボコは大人より目立つ

なれば学習もするし、目立たなくはなりますが、基本的には子どもの状態がそのまま続いていく。でも、大人になれば教育や学習でカバーできるから、生《なま》のままのアスペルガー特性を出してくれないのです。むしろカバーして、一見普通に振る舞える。特に一対一の診察場面では普通に振る舞える。そういう意味では、大人のほうが診断はしづらいです。

【疾患と捉える範囲】

小学校教諭にＡＳＤ者は少ないかもしれないが大学教員にはたくさんいるかもしれない

宮岡　自閉症スペクトラム障害の症状は健常な状態から連続性があり、程度の問題と考えてもいいですよね。では、どこからを病気と考えればよいのでしょうか。

内山　それが、線がないんですよ。

宮岡　ないですよね。

内山　ないです。統合失調症の場合は、なんらかの線がある気がするのですが、ＡＳＤは線がないのが特徴ですね。デコボコはありますが、だいたい連続しているので線が引けません。カナーの時代の自閉症は、不連続といわれていたのですが。

宮岡　そうですよね。

内山　アスペルガーが自閉症の概念のなかに入ってきて、正常との境目が曖昧になったんですね。実際には不連続ではなくて連続しているということになりました。それは遺伝子研究でもほぼ肯定的な結果が出ています。

宮岡　すると、有病率はどのように算定するのでしょうか。

内山　どこかでカットオフするしかないですよね。それは恣意的に決めるしかないわけです。

宮岡　そうすると普通に生活している人のなかにも、軽い人はいくらでもいるということになりますか。

内山　いっぱいいます。

宮岡　確かにたくさんいそうですねぇ（笑）。

内山　僕たちは大学の教員どうしですが、大学教員のなかにもいっぱいいると思います（笑）。

宮岡　小学校の先生にはいないだろうけど、大学の先生にはいる感じがしますね。

内山　小学校の先生は、いい意味で八方美人なのです。たとえば二十五メートル泳げないと先生になれないし。

宮岡　なれないですね。

内山　能力的に極端なデコボコがある人は小学校の先生にはなれないんです。でも大学の先生は、デコボコでもなれますからね（笑）。

宮岡　小学校の先生は児童と一緒に給食も食べなくちゃいけないでしょう。あれはすごいストレスだと思うんだけど。

内山　それがストレスじゃないから、小学校の先生になろうと思うんですよ。ほとんどの大学の先生は小学校の先生はできないと思います。

宮岡　できないですよね。逆はできるかもしれないけど。

第3章

診断の話

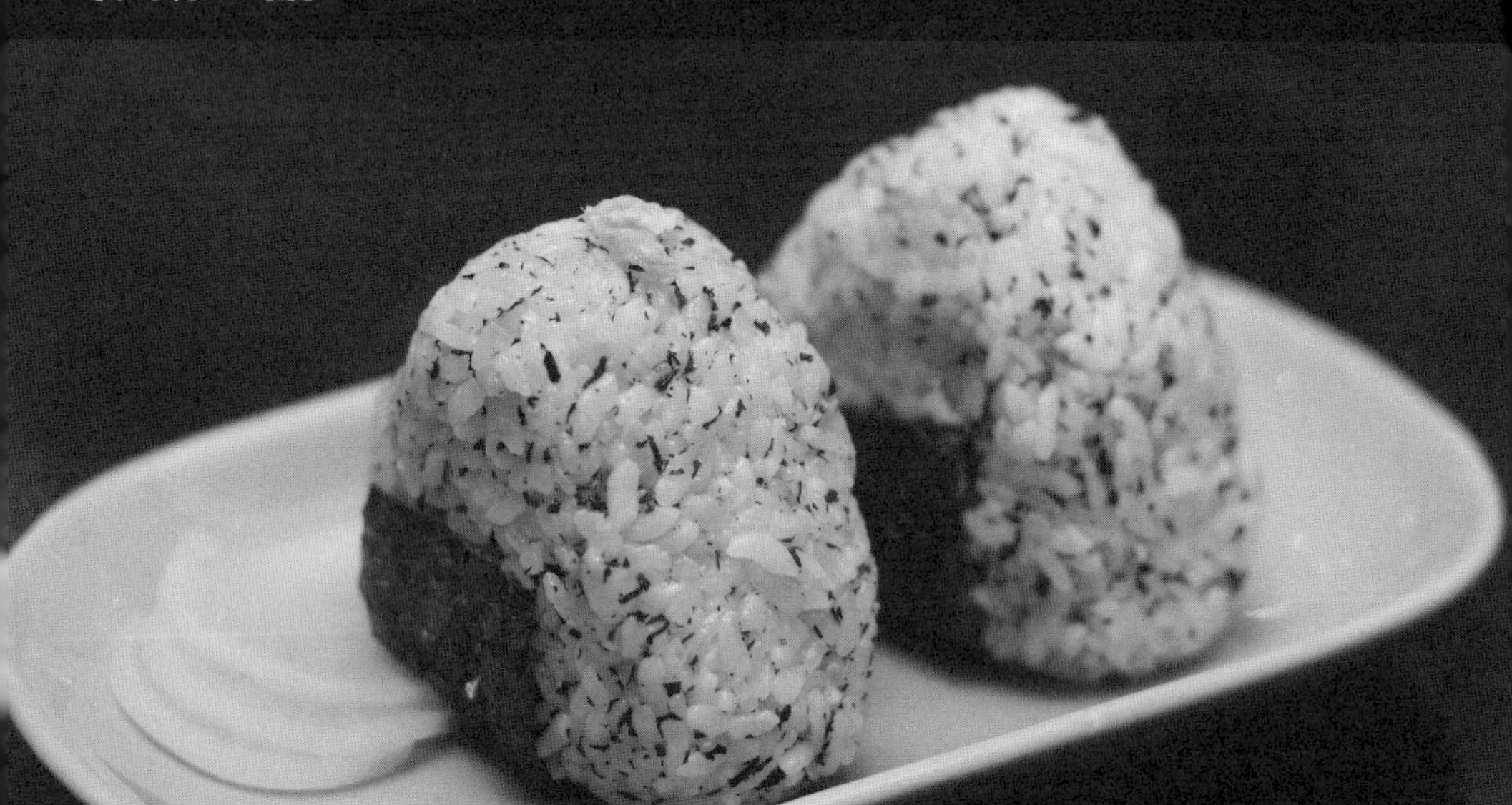

コンビニのおにぎりは食べるんだけれど…
（写真はイメージ。詳細は54頁をご参照ください）

【基本となる症状】

主な症状は、社会性、コミュニケーション、イマジネーションの「三つ組の障害」と感覚過敏

宮岡　ここからは診断に関することを内山先生にいろいろと教えていただくわけですが、その前に、まず一般的な発達障害の症状について確認をしておきたいと思います。大人の発達障害を考えるうえでも、子どもの症状を再確認したいと思います。

内山　基本となるのは、「社会性」「コミュニケーション」「イマジネーション」のいわゆる「三つ組の障害」です。

宮岡　具体的にはどのような症状が現れるのでしょうか。

内山　まず社会性の障害でいちばんわかりやすいのは、人よりも物に関心がある。お母さんと遊ぶよりも、物を並べるほうが好きだとか、そういう物への強い関心ですね。それは一歳代でも現れます。

なかでも、こだわり行動はいちばんわかりやすく、物を並べる、特定の物を集める、変化を嫌って、たとえばお母さんの髪型が違うと嫌がる。そういった変化抵抗がやはり一歳ごろからあります。

そのほか、社会性の障害で早期徴候として大事なのは、指さしです。特に注意を

▼基本となる症状
- 社会性の障害
- コミュニケーションの障害
- イマジネーションの障害
- 感覚過敏

▼社会性の障害の特徴
- 人よりも物に関心がある
- こだわり行動（物を並べる、特定の物を集める、変化を嫌う）
- ジョイント・アテンションの指さし（→三〇頁参照）が遅れる

共有する指さし。たとえば、飛行機を「飛行機だ！」という感じで指さして、お母さんを振り向いてにっこり笑い、母親が見ているのを確かめる。そういうのを「注意共有の指さし」「ジョイント・アテンションの指さし」といいますが、それはＡＳＤではかなり遅れます。

一方で、「あれ、取って」「それ、ちょうだい」といった要求の指さしは、あまり遅れないといわれています。

宮岡　要求の指さしはＡＳＤでは、あまり遅れないのですか。

内山　遅れないです。もちろん知的障害を伴っている場合はかなり遅れることもありますが、高機能ではあまり遅れません。

でも、注意共有の指さし、ジョイント・アテンションの指さしはかなり遅れる。それが社会性の障害の大きな特徴ですね。普通は一歳で現れるのですが、三歳や四歳になってやっと出現します。人によってはもっと遅れることもあります。

宮岡　注意共有の指さしがかなり遅れることが、社会性の障害の大きな特徴の一つと言えるんですね。

内山　そうですね。次にコミュニケーションに関して言うと、言葉の遅れがいちばんわかりやすいのですが、高機能の場合は言葉そのものは遅れない子も多いです。実際に言葉の遅れがある子は半数ぐらいでしょう。ただ、言葉をコミュニケーションに使用することに偏りがあります。独り言が多い、オウム返しが多いといった特

▼コミュニケーションの障害の特徴
- 言葉の遅れ。ただし、高機能の場合は言葉そのものは遅れない子も多い
- 言葉の使用に偏りがある。独り言が多い、オウム返しが多い
- 「行く／来る」「ここ／そこ」など、視点によって違う言葉に混乱がみられる

徴があります。

ほかに「行く／来る」「ここ／そこ」など，視点によって違う言葉に混乱がみられます。

宮岡　それができるのは普通は何歳ぐらいですか。

内山　五～六歳くらいです。

三つ目のイマジネーションの発達の遅れについてですが，普通は一歳半ぐらいで「ふり遊び」をします。たとえば空のコップにジャーッと水を注いだふりをして，飲む真似をする。そういった「ふり遊び」が二～三歳まで出てこないこともあります。三～四歳で出現する「ごっこ遊び」も非常に遅れることがありますね。

宮岡　以上がいわゆる「三つ組の障害」ですね。そのほかに特徴的な症状はありますか。

内山　「感覚の過敏さ」があります。ゼロ歳から一歳代で現れます。大きな音を立てると泣いてしまう。逆に，呼んでも振り向かないという「感覚の鈍感さ」もあり，感覚の敏感さと鈍感さが共存することが一歳代からよくみられます。三つ組の障害と感覚過敏，これらが典型的なＡＳＤの症状ですね。

宮岡　感覚過敏は大人でも診断に役立つ指標のように思えますが，音の話でいうと，特定の音に対して過敏なのでしょうか。それとも音全般に対してですか。

内山　子どもによって違いますが，掃除機の音だけが嫌だとか，踏み切りの音だけ

▼イマジネーションの発達の遅れ
- 「ふり遊び」が二～三歳まで出てこないこともある
- 三～四歳で出現する「ごっこ遊び」も遅れることがある

▼感覚過敏
- 感覚の敏感さと鈍感さが共存することが一歳代からよくみられる

が嫌だとか、特定の音ということもありますね。

宮岡　掃除機はすごく嫌だけど、電車は平気とかいうこともありますよね。両方とも駄目という子もいるのでしょうか。

内山　います。大きな声で呼んでも気づかないのに、カサカサというティッシュペーパーの触れる音がすると、それだけでパニックを起こすといった例もあります。

【年齢による変遷】

認知発達は伸びるが、その伸びに社会性やコミュニケーション能力がついていかない

宮岡　子どもは成長しますから、当然発達による変遷はあるんでしょうけど、知っておかなければならない年齢変遷がありましたら教えてください。

内山　年齢変遷はかなりはっきりありますよ。比較的はっきりしているのは、感覚の過敏ですね。過敏さが年齢とともによい意味でも鈍感になっていくことが多いです。

言葉に関して言うと、オウム返しは年齢によって減ることが多いです。特に高機能の場合は。

社会性に関しては何を見るかにもよりますが、たとえばジョイント・アテンション行動は遅れながらも出てくるようにはなります。ただ、友だちと遊べるかというと、それは残念ながら難しい。年齢が上がるにつれて要求水準も上がってくるので、なかなかほかの子に追いつけないです。対人交流は基本的に追いつかないと考えたほうがいいですね。

コミュニケーションに関しても同じです。言葉は増えてきますが、同年代の子どもと対等に付き合えるかというと、かなり知的に高い人でも難しいです。オウム返

▼ポイント

- 感覚の過敏さは年齢とともに鈍感になっていくことが多い
- オウム返しは年齢によって減ることが多い（高機能の場合）
- ジョイント・アテンション行動は遅れながらも出てくるが、友だちと遊ぶのは難しい
- 言葉は増えてくるが、同世代の子と対等に付き合えない
- 皮肉がわからない、言葉の裏の意味が読み取れない、など
- 対人交流は基本的に追いつかないと考えたほうがよい

しはなくなっても、皮肉がわからない、言葉の裏の意味が読み取れないなど。そういう意味では、コミュニケーションの障害が続きます。

　定型発達のお子さんでもそうですが、発達には個人差があるので、「この症状はこうなるよ」と一概には言えないのですが。

宮岡　周囲のコミュニケーション・パターンもどんどん成長していきますから、なかなかまわりの子どもたちに合っていかないですよね。

内山　そうです。そういう意味では成人期はプラトーに達していますから、症状の変遷は少ないですよね。十八歳や二十歳になれば「この人はコミュニケーションが苦手だ」というのが、見ようと思えばだいたい見えてくると思います。

宮岡　知識を得ていろいろなことができるようになってくると、特定の症状が年齢ごとに変遷していく子どももいるのでしょうね。

内山　いっぱいいますよ。たとえば三歳まではぜんぜん喋れなかったのに、三歳のあるときに突然喋り出す子もいます。突然喋り出して、一見、年齢相応に喋っているように見える。オウム返しもない。お母さんも「喋れる」と喜んでいるんですが、そのうちに非常に一方的な会話になっていくのです。同じことを何度も繰り返して聞くとか、親の話にどんどん割り込んできたり。まったく寡黙だった子がむしろ多弁になって、次にはほかの人の会話に割り込んできて、不適切な発語が増える。病院で老人を見かけると、「あの人はいつ死ぬの？」と聞いたり。

■プラトー
横ばい、停滞期

宮岡　それはコミュニケーションの障害ですか。それとも社会性の障害なのでしょうか。

内山　両方ですね。どちらとは分けられないです。発語がなかった子が急に発語が増え出して、増えたことによって困ることもあるんです。

宮岡　一見よくなったように見えるけど、今度は周囲にまったく適応できないのですね。

内山　そうなんです。言葉が出てきたことによって、適応できていないことが露呈するわけです。

　また、あるときまでまったく模倣をしない子がいました。普通なら一歳までにかなり模倣をするようになるのですが、まったくしないので母親も心配する。ごっこ遊びもしない。それが三歳になって突然模倣をし始めて、ずっと「クレヨンしんちゃん」の真似をするんです。しかもかなり正確に、えんえんと真似をするものだから、幼稚園でも大ヒンシュクです（笑）。そういう子もいますね。

　認知発達は伸びるのですが、その伸びに社会性や広い意味でのコミュニケーション能力がついていかないのです。結果的に周囲との齟齬が大きくなるということがよくあります。

宮岡　先ほどの「あの人はいつ死ぬの？」的な発言は、大人になっても場をわきまえない発言というかたちで出てくるわけですよね。

▼特定の症状の変遷例①

〈急に発語が増えて困った例〉

まったく寡黙だった子が突然多弁になり、次に他人の会話に割り込む。病院で「あの人はいつ死ぬの？」と聞くなど不適切な発語が増える。

●言葉が出たことにより、適応できていないことが露呈した。コミュニケーションの障害でもあり、社会性の障害でもある

▼特定の症状の変遷例②

〈幼稚園で顰蹙《ひんしゅく》をかった例〉

まったく模倣せず、ごっこ遊びもしなかったが、三歳になって突然模倣をし始め、えんえんと「クレヨンしんちゃん」の真似をした。

●認知発達は伸びるが、その伸びに社会性や広い意味でのコミュニケーション能力がついていかない

▼ポイント

●「あの人はいつ死ぬの？」的な発言は、大人になると「場をわきまえない発言」というかたちで出現する

内山　ある程度学習ができる人なら、言ってはいけないということはわかってきます。だから、すごく場違いなことはそれほど言いませんが、微妙にずれた発言をしたり、ストレス状況下に置かれると突然場違いなことを口走ったりすることがありますね。

【とりあえずこれだけは聞いておこう】

相手の立場に立ち、想像して行動できるかがポイント
社会性の問題は聞き取りも対応も難しい

宮岡　ほかの精神疾患の合併については別に考えなければならないと思いますが、ひとまず臨床現場で大人の発達障害を疑う患者さんに出会ったときは、子どもの発達障害と同じように、三つ組の障害と感覚過敏の症状を探り出すことがまずポイントでしょうか。

内山　そうですね。子どもでも大人でも基本となる障害は、社会性とコミュニケーションとイマジネーションですから、それらを聞く必要があります。

宮岡　そのなかでいちばん聞き取りが難しい症状は何ですか。

内山　社会性の部分、つまり対人関係ですね。本当に対等な友人関係を構築できているのか。結婚している人なら本当に対等のパートナーになっているかどうかです。

宮岡　対等であるかどうかということが大切なのですね。

内山　母子関係のように相手に保護されている、サポートを受けていることが多いのです。対等でなければ相手は悩みを打ち明けてくれたりしませんし、本当の友人や恋人にはなれない。だから、そういう対等な関係をつくれているかを探る必要が

ありま す。

宮岡　具体的にはどんなふうに聞くのがよいのでしょう。

内山　最初から単刀直入には聞きにくいですよね。「仲のいい友だちはいますか」とか、成人だったら「ガールフレンドいる？」「ボーイフレンドいる？」とか。半分ぐらいの人は関心がないと思います。

宮岡　「仲のいい友だちはいますか」「ガールフレンド／ボーイフレンドはいますか」という質問はけっこう陽性率が高いと思うのです。二十歳ぐらいでも「いません」と答えれば，やはり強く疑ったほうがよいですか。

内山　「いません」と回答した場合は，「昔はどうだった？」「小学校のときは？」とさらに聞くようにします。以前からあまりいなかった，ずっと孤立していたとすれば，かなり怪しいですね。気分障害などほかの障害だったら，昔はいたことが多いですから。

宮岡　気分障害などの疾患ではどこかで屈曲点があるということですね。

内山　コミュニケーションの障害は問診していれば，特にノンバーバルの異常はすぐわかります。表情が硬い，モノトーンである，しぐさが乏しいなどです。無表情で「はい」とだけ答えて，あとの会話が続かず，ジェスチャーが伴わないとか。僕なんか電話で話しているときも「はい，はい」と言いながらうなずいています。面と向かって話をしているのに，うなずくどころか微動だにせず，無表情で「はい」と

▼ポイント
- 社会性，特に対人関係の聞き取りが難しい
- 「仲のいい友だちはいますか」「ガールフレンド／ボーイフレンドはいますか」と聞き，二十歳ぐらいでも「いません」と答えれば，疑わしい
- 「いません」と回答した場合は「昔はどうだった？」「小学校のときは？」とさらに聞く。以前からあまりいなかった，ずっと孤立していたとすれば，疑ったほうがよい

言うだけなんて、誰が見ても変だと感じるはずです。

しぐさが大げさな例も多いです。「最近、調子はどうですか」と聞くと、「悪いです…」と極端に暗い感じで答えたり、逆に「友だちはできましたか」と尋ねたら、「できました！」と明るすぎるぐらい明るく叫んだりとかね（笑）。

宮岡　そういう大人もいますね。

内山　友だちができたことはいいことだと学習していて、喜ばしいことなのだから明るく言うべきだと学習している。単に学習の結果なんですよ。学習してできているだけだから、どこか不自然なのです。

宮岡　なるほど。社会性とコミュニケーションとイマジネーションの障害とはそういうことなんですね。

内山　大人の場合は、「こうしたらこうなる」という結果が読めているかどうかがポイントです。「こんなことを言ったら相手が傷つくんじゃないか」「相手が怒るんじゃないか」といったことを想像できるかどうか。けっこうわかりやすい判別法ですよ。

宮岡　相手の立場に立てるかということですね。

内山　そこです。それをきちんと想像して行動できるかどうかがポイントです。

宮岡　最近よく医師教育で行われている医療面接で、「共感」という言葉があります。一般的には、「昨夜、心臓のあたりが痛くて、心配になって来ました」という患者さ

▼ポイント
- ノンバーバルの異常はわかりやすい（表情が硬い、しぐさが乏しい、モノトーンである、など）
- 大げさなしぐさや言動も多い

▼ポイント
- 大人の場合は「こうしたらこうなる」という結果が読めているかどうかがポイント
- 相手の立場に立って想像できているか否かで判別ができる

んに対して、その気持ちを理解して「それは大変でしたね」などと声をかけることを言います。医師自身が患者さんと同じ症状をもった状態を想像して、自分が感じるであろう気持ちを言葉にして、患者さんに返すことだと私は教えています。「相手の立場に自分を置いて相手の気持ちを想像できるか」という点が鍵です。共感という言葉の意味は理解しているはずなのに、どうしても共感できない、あるいは共感という言葉を実感できていないようにみえる研修医に出会うと、なんとなく発達障害を疑ってしまうことがあります。

すみません、余談になりましたね。いまのが「社会性」「コミュニケーション」「イマジネーション」の障害という大きな三徴候ですね。社会性の問題は聞き取りがいちばん難しいというお話でしたが、対応も難しいのでしょうか。

内山　難しいです。普通の人が本能でやっていることも、発達障害の患者さんはラーニング、学習が必要です。典型的なシチュエーションへの対処のしかたは教えることができますが、シチュエーションはそのときどきで違います。シチュエーションが無限大ですから、そのすべてを教えるのは不可能ですよね。

▼社会性の問題への対応が難しい理由
発達障害では学習が必要。すべてのシチュエーションに対する対処法を教えることは不可能

【主な症状――感覚過敏①】

コンビニのおにぎりは食べるけど、お母さんの手作りおにぎりは食べられない

宮岡　次は感覚過敏についてです。

内山　感覚過敏はいちばん聞きやすいですね。音に敏感だとか、臭いに過敏だとか、逆に鈍感だとか。比較的わかりやすいです。

宮岡　感覚過敏の場合、大人ではどのようなかたちで出現することが多いですか。

内山　たとえば大学生なら、満員電車に乗れない。満員電車に乗ると接触もするし、臭いもするし、音もガヤガヤうるさいし。

宮岡　先ほど特定の音に対して過敏な人もいるというお話がありましたが、たとえば、聴覚のような特定の知覚に対して過敏な人と、聴覚も触覚も嗅覚も全部過敏な人と、どちらが多いですか。

内山　全部という人は少ないかもしれないですね。五感のうちのどれか一つか二つという人が非常に多いです。

宮岡　私の患者さんで、ホームに立つと電車の音が駄目で、電車が近づいてくると、本当に耳をふさいじゃうという人がいます。そういう感じでしょうか。

内山　ええ。聴覚がいちばん多いです。聴覚は本人が悩むケースが多いからでしょうね。

宮岡　なるほど。

内山　よく聞くと、視覚過敏もけっこういます。たとえば、ある特定の看板を見ると惹きつけられてじっくり見てしまうとか。

宮岡　視覚の過敏には羞明感はないのですか。

内山　羞明感がある人もいます。いつもサングラスをかけていますね。

宮岡　母親のおにぎりが食べられないという話を読んだことがあります。コンビニのおにぎりは食べるけど、お母さんの手作りは食べられないと。コンビニのおにぎりは塩分が一定だけど、お母さんのおにぎりは毎日塩分が違うからイヤだ。だから、わざわざコンビニのおにぎりを食べるのだとか。

内山　それは味覚過敏ですね。特定のメーカーの商品しか食べないという人は、けっこういます。カップ麺なんてどれでも同じだと思うんだけど（笑）。

宮岡　すると、知覚過敏や感覚過敏も聞いておくべきですね。

内山　はい。感覚過敏は本人の訴えがなければ非常にわかりにくいので、聞いたほうがよいと思います。

宮岡　そうすると、三つ組の障害＋感覚過敏で合計四つ出ましたね。

内山　そうです。大きく分けるとこの四つでだいたい診断がつきます。

▼**感覚過敏の例**
- 満員電車に乗れない（接触する、臭いがする、音がうるさい、などの理由）
- 電車が近づいてくると耳をふさぐ
- ある特定の看板を見ると惹きつけられてじっくり見てしまう
- 母親のおにぎりが食べられない（塩分が一定ではないから）
- 特定のカップ麺しか食べない

宮岡　簡単に診断しそうになってきて怖いなあ（笑）。

内山　実際にはそんなに簡単じゃないですけどね（笑）。でも、典型例に関してはそれほど難しいものではないです。先ほどご紹介した典型例の患者さんは、全部の症状がありました。

▼典型症例
→二九頁参照

【主な症状――感覚過敏②】

幻聴ではなく聴覚過敏
典型的な症状との違いを区別することが大切

宮岡　臨床の場で発達障害の患者さんを見出すにはどうしたらよいでしょうか。たとえばうつ病の患者さんであれば、憂うつ感があって、うつ病の症状がどのくらいあって、統合失調症の症状はないとか、意識障害を疑わせる症状はないとかいうように、「ある」症状と「ない」症状から鑑別診断していきますが、発達障害の場合は何を聞いておけば、合併や鑑別を考えることができるのでしょうか。

内山　臨床のやり方によって違うと思いますが、たとえばPARSという発達障害の尺度をルーチンにやる。これは二十分ぐらいあればできますし、臨床心理士にやってもらう方法があります。もしPARSが実際的でなければ、普段の臨床で「この人は普通とちょっと違うぞ」と感じたときに、発達障害を念頭に置いて考えてみればよいのではないでしょうか。

治療に抵抗性があるとか、精神療法をやっていると反応がぜんぜん違うとか、言葉の理解にずれがあるとか、そういったことで変だなと思ったら、発達歴をとり直すのも一つの方法かもしれないですね。僕は大人の一般精神科医ではないので、そ

▼鑑別診断
- 発達障害の尺度で評価する（PARSなど）
- 「普通とは違う」（治療に抵抗性がある、精神療法における反応が違う、言葉の理解にずれがある、など）と感じたときに発達歴をとり直す

■PARS
(Pervasive Developmental Disorders Autism Society Japan Rating Scale)
広汎性発達障害日本自閉症協会評定尺度。①対人、②コミュニケーション、③こだわり、④常同行動、⑤困難性、⑥過敏性の全六領域・計五十七項目でPDDへの支援ニーズを評価するもの

のあたりのことはかえってわからないのですが。

宮岡　「ちょっと違う」という感覚が実は大事なのだということはよくわかるのですが、非常に曖昧ですよね。たとえば幻聴がある。でも、何か外界からの声ではなくて、知覚と言えるかも曖昧なようなものがありますよね。

内山　精神科医ではない読者のために、少し補足したほうがよいかもしれませんね。感覚刺激がないのに感覚がある、聞こえる／見えるというのが幻聴／幻視です。発達障害の場合は、過去を思い出して聞こえているように錯覚していることが多いので、幻聴と言えないことも多いのです。

たとえば「部屋に誰もいないのに声が聞こえることがありますか」と聞いた場合、統合失調症の患者さんは誰もいないのに「聞こえる」と言うから医師は幻聴だとわかる。うつの患者さんは「聞こえない」と言います。でも発達障害の患者さんはコミュニケーションに問題があるし、感覚過敏もありますから、部屋の外からかすかに音が聞こえてくる場合でも「聞こえる」と答えてしまうのです。それを幻聴ととり違えてしまう。

宮岡　精神科医の精神現在症の評価がいい加減だったりすると、それに気がつかずに「まあ、幻聴でいいだろう」というので、幻聴と書いてしまうのですね。そういう症状学のちょっと曖昧なところで、従来の引き出しに入り切らないようなものが、発達障害を疑う場合にずいぶんヒントになるのではないかという気がしています。

▼本当に幻聴なのか①

「部屋に誰もいないのに声が聞こえることがありますか」と聞いた場合

- 統合失調症の患者＝誰もいないのに「聞こえる」と言うから医師は幻聴だとわかる
- うつ病の患者＝「聞こえない」と答える
- 発達障害の患者＝部屋の外からかすかに音が聞こえてくる場合でも「聞こえる」と答える（コミュニケーションの障害や感覚過敏が原因）ので、医師は幻聴ととり違えることがある

幻聴でも、一過性の幻聴などと書きたくなる症状は注意が必要ですね。

内山　そうです。幻聴が非常に一過性であったり、切迫感がなかったり、状況依存的であったり、あるいは被害的ではなく、むしろ本人を称賛するような幻聴だったり。いわゆる統合失調症の幻聴とはちょっと違うときがありますね。本人の興味や関心と非常に密接に関係しているんです。

宮岡　ああ、そういうことですね。

内山　たとえばノストラダムスが大好きな子が何人もいるのですが、「もうすぐ世界が終わる」と言ったり、没落体験を書く人もいるんだけど、実際にはぜんぜん切迫感がなくて、ニコニコしていて。「終わらないかな？」なんて言っていたりしているんです。それは没落体験ではないですよね。それで本人がノストラダムスが大好きだということなら、もう説明がつきます。

ある意味で了解不能なところはもちろんあるんだけど、統合失調症の了解不能性とはちょっと違う。言葉で上手に表現できないのですが、一つには感覚過敏の要素がけっこう入っているように思います。それと、切迫感がない。妄想構築といったきちんとした構築はしておらず、断片的だったりする。

宮岡　そのあたりが逆に大人の精神医学の問題なのです。精神科医が精神症状をきちんと聴取して、精神現在症を適切に評価できなくなってきているので。

内山　DSMの影響もあるでしょう（笑）。

▼**本当に幻聴なのか②**
- 幻聴が非常に一過性であり、切迫感がない、状況依存的、断片的
- 被害的ではなく、むしろ本人を称賛するような内容である場合も多い
- 本人の興味や関心と密接に関係している

宮岡　典型的な精神症状という概念がなくなってきている。昔なら、妄想とはこういうもの、幻聴とはこういうものという共通認識を皆がもっていましたが、近年はＤＳＭのような選択肢のなかから選ぶ方式で診断しているから、きっちり患者さんの訴えを聞くことがおろそかになっているように思います。

病棟回診で「幻聴」と書いてあるカルテを見ると、「どこから聞こえてるの？」「誰の声で聞こえてるの？」「誰かわからなくても男女くらいはわかってる？」「何て言っているの？」と担当医に問います。「それを確認しないまま、安易に幻聴と書いてはいけない」とよく言うんですよ。ひょっとしたら、発達障害をきちんと診断するコツは、発達障害以外の疾患の精神症状をきちんと聴取できることなのかもしれないですね。

内山　そのとおりだと思います。たとえば、統合失調症の幻聴をきちんと記載できるか、ですね。典型的な幻聴の例と区別できているのかとか。

宮岡　ＤＳＭで育った若い医師たちは、「ちょっと違う」を察知できなくなっているのだと思います。知覚過敏にしても、「過敏って何？　どのように過敏？　どの音に過敏？」ということを明確に聴取できなければなりませんよね。「知覚過敏は過敏でいいんじゃない？」程度に、安易に診断している人がいっぱいいるように思います。典型的なものとの違いを知り、症状を丁寧に聴取することはとても大事なことですよね。

▼ポイント
- 発達障害以外の精神症状をきちんと聴取することも発達障害を診断するコツ
- 典型的な症状との違いを知り、症状を適切に聴取することが大切

内山　精神病理学をしっかり学ばないと典型的なものは理解できませんし、典型的な症状を知らなければ「ちょっと違う。変だな」とも思わないですからね。

宮岡　先生が最初におっしゃったように、必ずしも「子どものころを知れ」と強調するのではなく、大人の精神医学をきちんと知っていれば、「従来の引き出しとはちょっと違うぞ」ということが見えてくるような気がします。私は「子どものことを尋ねる」以上に、現在の症状をきちんと評価することが、大人において発達障害を疑うことにつながり、大人の精神科医に発達障害への理解が広まる鍵になると考えています。

以前、ものすごくお薬を嫌う患者さんがいました。「薬は絶対に飲まない」と言い張るので、ずっと気になっていたんです。決して統合失調症の妄想に基づくような拒薬でもないし、過去に副作用でひどく苦しんだ経験があるわけでもない。それなのにあの拒否のしかたは何だろうと、とても疑問に思っていたのですが、発達障害にはそういうこだわりや非常に強い執着が出る人がいると知って、やっとしっくりきた感がありました。

内山　そういう思い込みの激しさは確かにありますね。

宮岡　ありますよね。ちょっと普通の精神症状とは違うという感じ方が大事だから、なおさら精神医学をしっかり勉強するのが基本のような気がしています（笑）。

内山　そうですね。

▼ポイント
- 大人の精神医学をしっかり学べば「ちょっと違う」が見えてくる
- こだわりの強さ、思い込みの激しさも発達障害の特徴

【主な症状——社会機能、社会性の欠如】

タオルや下着と一緒に歯ブラシを置く「これぐらいわかるだろう」は通用しない

宮岡　先ほど内山先生は、三つのうち「社会性」がいちばんカバーしにくいとおっしゃいましたが、社会生活や社会機能の問題は診断するにあたって非常に重要な点ですよね。上手な聞き方、問診のコツはありますか。大人でも子どもでも同じかもしれないですが、こんなふうに聞き出すとよいといったポイントを教えていただきたいです。

内山　わかりやすいところでは、知的能力にそぐわないような、一般的な社会生活能力の乏しさですね。ゴミを出すといった単純なレベルの社会生活能力の乏しさ、あるいは無頓着さですね。IQが100以上ある大学生でもゴミ出しができないこともあります。社会生活能力は統合失調症よりはるかに低いと思います。

　ある大学生の話ですが、大学に入学して学生寮に入ったら洗面台が初めて共用になった。洗面台で歯磨きをして、自分の部屋に戻ってくるでしょう。その歯ブラシを自分のタンスの中のタオルや下着の上にポンと置くんです（笑）。

宮岡　なぜタオルや下着の上に置くと本人は言うんですか。

▼**ポイント**
知的能力にそぐわない社会生活能力の乏しさに着目する。
〈大学生の例〉
- ゴミ出しや洗濯ができない
- 下着と一緒に歯ブラシを置く
- 書留の出し方を知らない
- 先輩と後輩のどちらに敬語を使ったらよいのかわからない
- 驚くような理由で診療や大学の試験を休む

内山　「なんで置くの？　きたないじゃない」と聞くと，本人は「きたなくない」と言うんですよ。「タオルも下着も洗濯してあるからきれいだ」って。

宮岡　きれいということで共通になっちゃうわけですね。

内山　そう。タンスの中で下着のあいだに置いても，歯ブラシは洗ってあってきれいだし，下着も洗濯してあるのだから，別に差し障りはないと思うらしいです。そういうことがたくさんあるのですよ。洗濯ができないとか，書留の出し方を知らないとか，先輩と後輩のどちらに敬語を使っていいのかがわからないとか。

アスペルガーは常識の欠如が診断基準の一つなのですが，「これくらいはわかるだろう」ということが，相当知能レベルの高い子でもわかっていないことがあります。いまお話しした子は，「きょうはどうしても急用があるので休みます」と電話をかけてきて，僕の外来に来なかったことがあるんですけど，次の診察のとき「急用って何だったの？」と聞いたら，「ナントカ鉄道が開通するので見に行ってきました。よかったです」って，ニコニコ笑いながら言うんです。「おまえねぇ～」と思いましたけどね（笑）。

宮岡　鉄道の開通を見に行くのは，本人にとっては急用なんですね（笑）。

内山　急用なんですよね。物事に優先順位をつけられないのですよ。大学の試験もこちらがびっくりするような理由で休んじゃったりする。当然，親もびっくりしますよね。でも頭はいいから，高校時代までは多少学校を休んでも問題がなかったのです。この子の場合は、「大学の試験を休んじゃまずいよ」と説得すればきちんとわかりますから、問題は少ないほうですが。

宮岡　そういう子はたくさんいそうですね。私は精神科の初診では四十〜五十分は話を聞くようにと指導していますが、問診の時間は二十分程度というのが現実だと思います。先ほどからお話に出ている構造化したものを二十分で聞くのはかなり難しいと思います。これだけは絶対に聞いておいたほうがよいというのは、典型的な症状とは違う部分と生活状況などでしょうか。

内山　そうですね。

宮岡　でも、本人はおかしいという自覚がないわけですから、本人に聞いてもわかりませんよね。

内山　親や周囲に聞かなければわからないですね。本人はぜんぜん自覚がないですから。羞恥心がない人も多いです。僕が女性の大学院生と一緒に診察していたときに、「何かいいことがあった?」と聞いたら、「最近いいことがわかりました」と言うので、何かと思ったら、「性欲がわかったんですよ」だって(笑)。隣にいた大学院生が真っ赤になっているのに、本人は「なんで赤くなっているの?」みたいな感じでした。

宮岡　いま、親や周囲に聞かなければわからないというお話がありましたが、必ずしも聞けるケースばかりではありませんよね。実はこのあたりも気になっていて、

▼ポイント
- 本人はおかしいという自覚がないので、本人に聞いてもわからない
- 羞恥心がない人も多い

「親や周囲の話を聞くことが診断に必要」という前提で出発すると、大人の精神科医に発達障害への理解や対応が広まらないのではないかと心配しています。聞けない場合というのはどうすればよいでしょうか。

内山　やはり四つの徴候をきちんと本人に聴取することですね。本人の口調や受け答え、表情などに注目して診察することも大切です。たとえば、口調がペダンティックであるとか、視線を合わせない、会話が一方的である、自分の気持ちを上手に表現できない、言葉どおりに受け取ってユーモアや冗談が通じない、医師の説明を十分に理解できない、とか。

　空気が読めない、細部にこだわる、スケジュール管理ができない、段取りが悪いなど、患者さんはたくさんの情報を発信しているはずです。注意深く観察していれば、気づくことがたくさんあると思います。あとはいろいろなテストですよね。

宮岡　テストについては、あとでまとめて紹介していただきましょう。

▼テスト、評価尺度
→一三九頁参照

スキゾタイパル、ジンプレックス、ヘボイドフレニーと診断したくなる人がいたら、発達障害・ASDを疑え

宮岡　社会性、コミュニケーション、イマジネーションの障害と感覚過敏という四つの徴候を聞き取れれば、発達障害は見えてくるとのお話ですが、そういう症状は、実際に統合失調症やうつ病と診断される人にもけっこう出るものなのでしょうか。逆に発達障害と診断した人は、きちんと診断すれば統合失調症の診断基準は満たさないのか。あるいは、本当はもっと合併も捉えざるをえないのでしょうか。

内山　気分障害や不安障害に関しては、けっこう合併していると思います。

宮岡　逆に、統合失調症に関してはそれほど合併していないとお考えですか。

内山　統合失調症については診断基準そのものが発達障害を想定していませんよね。患者さんは聴覚過敏を幻聴というかたちで訴えたり、被害的になったりしますし。

宮岡　それでも、よくよく聞くと幻聴ではないんですよね、きっと。

内山　幻聴ではないんです。聴覚過敏だから、たとえば小学生が前を通っていくとキンキン黄色い声のおしゃべりが耳に響く。それをときどき思い出したりしているうちに、「小学生が私の悪口を言っている」と思えてくる。そういう感覚過敏に関連

■スキゾタイパル
統合失調型パーソナリティ障害 (schizotypal personality disorder)

■ジンプレックス
単純型統合失調症 (simple schizophrenia)

■ヘボイドフレニー
類破瓜《はか》病 (heboidophrenia)

▼ポイント
- 気分障害や不安障害の合併は多い
- 統合失調症は診断基準そのものが発達障害を想定していない

▼幻聴
→五八頁も参照

した幻聴はけっこう多いです。

宮岡　皆が自分のことを言っているのが気になるというのも、よく聞いてみると、決して幻聴ではなく声が気になるという知覚の過敏に近いようなものなのに、それをきちんと聞かずに、勝手に幻聴ととってしまっているということですね。

内山　「幻聴が聞こえる」と言うから、誰の声かと聞くと「○○さん、××さん、それと知らない人」と。でも、次の外来時に聞くと、声の主が五人に増えたり、極端な場合は二十人になっていたりと固定しませんし、より具体的に聞いていくと、だんだん誰の声か曖昧になっていくんです。「どんな悪口を言われているの？」と悪口の内容を詳しく尋ねると、昔に言われた悪口をずっと引きずっているだけだったり。統合失調症の典型的症状のように、確信のある妄想に近いものはそんなに多くはありません。

宮岡　日常の臨床でも「幻聴がありました」と紹介されてくる患者さんのなかには、よく聞くと幻聴ではなく、錯聴か聴覚過敏のような人がけっこういます。精神科医の問診が雑になっている、下手になっていると感じますね。聴覚過敏が幻聴であると判断されて、統合失調症と誤診されていることが、実際に起こっているんじゃないでしょうか。よく聞けば鑑別できる場面も少なくない気がするのですが。一方で、発達障害じゃないかと考えて統合失調症の薬をやめて具合が悪くなった統合失調症の患者さんにも、ときどき出会います。

▼発達障害の「幻聴」と「妄想」
- 幻聴ではなく、声が気になるという知覚の過敏に近い。耳に響いたおしゃべりをときどき思い出したりしているうちに「私の悪口を言っている」と思えてくる
- 誰の声かを聞くと、聞くたびに違う答えが返ってくる
- 昔に言われた悪口をずっと引きずっているだけの場合も多い
- 統合失調症の典型的症状のような「確信のある妄想」に近いものはそれほど多くない

統合失調症と誤診されやすい場合、つまり統合失調症の症状でありながら、発達障害で説明がつきやすい症状というのは何が多いですか。やはり幻聴でしょうか。

内山　幻聴はそれほど多くはないと思います。統合失調症といっても、いわゆるジンプレックスのように、必ずしも陽性症状が目立たない統合失調症。いまはあまり使わないかもしれないですが、治療抵抗性のタイプですよね。幻覚や妄想はないけど、対人交流が苦手で引きこもってしまうようなタイプの人が統合失調症のようだと診断されているケースがいちばん多いのではないかと思います。あくまでも僕の推測ですけどね。

宮岡　そうすると、統合失調症の陽性症状については、はっきりしたものはあまりないということでしょうか。

内山　どちらかといえば、社会性の奇妙さや視点の奇妙さでしょうね。

宮岡　シゾイドやスキゾタイパルあたりでしょうか。シゾイドよりスキゾタイパルかもしれませんけど。

内山　そうでしょうね。スキゾタイパルとスキゾフレニア（統合失調症）の中間みたいな診断がついている人たちのなかに、実際にはアスペルガーが多いと思います。

宮岡　そうすると、スキゾタイパルや、昔流に言えばジンプレックス、ヘボイドフレニーという診断をつけたくなるような人がいたら、発達障害・ＡＳＤを疑えという理解でよいですね？

■シゾイド
シゾイドパーソナリティ障害
(schizoid personality disorder)

内山　はい、僕はそう思います。

宮岡　寡症状性統合失調症という言葉もありますが、そう診断してしまうのは危険な場合があるということですね。

内山　危ないですね。

宮岡　それは大事なことですよね。きちんと症状を聴取できないと、「寡症状性でいいんじゃない」みたいになりがちですから。

内山　変わっているから対人関係がとれない、打てば響くような感じがないから、といった理由で、安易に診断してしまうのはよくないと思います。

宮岡　そうですよね。安易に診断しないことが大切ですね。そのほかの統合失調症のタイプではどうなのでしょうか。

内山　一つはカタトニー型（緊張型統合失調症）ですね。緊張病症状（カタトニー症状）が出ることがあるのですが、カタトニー症状があるから緊張型統合失調症だと診断するのはいかがなものかと思います。

宮岡　カタトニー症状として、昔のように、ものすごい興奮と完全な昏迷を繰り返す症例は減っていると思います。だから最近の若い先生方は、典型的なカタトニー症状の患者さんをほとんど診ていないんですよね。それでかえって曖昧になってしまっているのかもしれません。古い世代はカタトニー症状がどういうものか知っているから、臨床でも「これは典型じゃないな、違うな」と気づきやすいですが、若

■寡症状性統合失調症
明らかな幻覚・妄想などの陽性症状が目立たない統合失調症。単純型統合失調症や類破瓜病などの総称

■カタトニー
緊張型統合失調症
(catatonic schizophrenia)

い先生はカタトニー症状ととりやすくなっているのかもしれません。

内山　逆にオーバーラップしやすいですよね。

宮岡　オーバーラップと診断しやすい面があるかもしれないですね。完全に止まってしまうケースもありますか。

内山　ありますよ。すごく典型的な無動無言状態になることもありますが、動作が遅くなる、緩慢になるというほうが多いと思いますが。

宮岡　筋緊張はどうなるのですか。手を触ったらどうなっているのでしょう。

内山　普通です。そんなに変わらないですよ。

宮岡　筋緊張が高くなっている状態じゃないですよね？

内山　ええ。

宮岡　失禁はしないでしょう？

内山　しないです、動けますからね。失禁したケースはほとんど知らないですね。めったにないと思います。

宮岡　典型的な緊張病性昏迷というとき、筋緊張も亢進するというのが特徴としてあったので、手を触ってみて固まっていなければカタトニーには入れなかった時代があったように思います。でも、最近はただ喋らないで黙っている患者さんを診るとカタトニーを疑ったりしますので、カタトニーの定義も多少変わってきていますね。たとえば、ワイパックスを静注したら昏迷が解けると書いてある本もあります。

■ワイパックス
一般名＝ロラゼパム

発達障害では言わないでしょう？

内山　言わないですけど、やったことがないからわからないですね。やれば解けるのかな（笑）。

宮岡　カタトニーはすごく変わってきて、最近、アメリカの教科書では、原因を問わず、脳腫瘍のカタトニー症状でもワイパックスを静注すれば解けると書いてあるのです。本によっては、本物のカタトニーだったら解けると治療的診断が許されるみたいに書いてあるらしい。カタトニーは概念の交通整理をしながらやっていかないと混乱するかもしれないですね。

内山　それはちょっと聞かなかったな。

宮岡　本当にファーストチョイスみたいに書いてあるんです。

内山　ワイパックスは経口では出すんだけど。

宮岡　日本には静注用のワイパックスはありませんからね。

緊張型統合失調症とは違う症状としてのカタトニーに注目する

宮岡　もう少しカタトニー症状について教えていただきたいと思います。発達障害の症状として、カタトニー症状はけっこう多いということですね。

内山　多いです。十数パーセントあるんじゃないかな。でも、カタトニーといっても、統合失調症のカタトニーではなく、あくまでも症状としてのカタトニーです。

宮岡　緊張型統合失調症にみられるカタトニー症状が、カタトニー症状の典型ですよね。緊張型では極端な意志欲動の低下である緊張病性昏迷と、亢進である緊張病性興奮が繰り返される。最近は興奮、昏迷、カタレプシー、衒奇症などを呈する状態を緊張病症候群と呼び、緊張病症候群は統合失調症だけでなく脳炎や脳腫瘍のような身体の病気でもみられることがあるとされています。

　発達障害、特にＡＳＤでもカタトニー症状がみられるといわれていますが、統合失調症のカタトニー症状とは違うような印象をもっています。たとえば、解けたときはどんな感じなのでしょうか。

内山　解けたとき？　ああ、振り返りですね。患者さんはやはり「動けなかった」と言いますよ。

宮岡　「動けなかった」って言います？　緊張型統合失調症の人の場合ははっきりと「動けなかった」とはあまり言わないですよね。なんとなく断片的に覚えているような、いないようなといった曖昧な答えが多いです。

　カタトニーというのは、やはりかなり不連続に、一種の意識変容みたいなカタトニーがくるのか、あるいは本人も「あのときは苦しくて、音が気になって動きがとれなくなった」といった振り返り方をするのか。そのあたりに興味があったんです。カタトニーの定義やイメージが子どもの精神科医と大人の精神科医で少し違っているのかもしれませんね。

　ちなみにカタトニーは基本的に「行動に現れる意志欲動の異常」ですよね。最近の精神医学では、行動の評価がすごく甘くなる傾向があって、たとえば暴れるとすぐ衝動性の異常とみられたりします。よく聞けば理由のはっきりした興奮も緊張病性興奮と捉えられているかもしれません。でも、行動というのはどの精神症状に起因するかを検討しないと、安易に症状として位置づけてはいけない。暴れるにしろ、動かなくなるにしろ、どうしてそうなったのか、内的に何があったのかを考えないといけないはずなのです。

内山　行動は結果ですからね。

宮岡　そうなんです。ひと言で「暴れている」と言っても、緊張型統合失調症の場合は状況との関係がわからないことが多いですし、理由もきちんと説明できない場合が多いです。一方、ＡＳＤの場合は対象を家族などに特定している。あとから理由を聞けば「○○に腹が立った」と説明できる人が多いような印象があります。そうした違いをしっかり見ていくことが重要ですね。

昏迷は行動が緩慢になるという点では強迫との鑑別も必要になるかと思います。そのあたりはどう理解したらよろしいですか。

内山　同じところを行ったり来たりとか、歩けないのは、強迫と連続しているのかもしれないですね。

宮岡　強迫性緩慢とでもいう状態でしょうか。

内山　ある時期に行動が非常に緩慢になって止まってしまい、しばらくしたらまた動き出す。そういう人はけっこういます。本人に聞くと「こうなっちゃうんです」という言い方なんですよね。それがつらい。

宮岡　昏迷になっているときは、話しかけても解けないのですか。

内山　そうですね。完全な無動・無言状態の人もいますけど、ここで言っているカタトニーはもう少し広い概念で、行動が非常に緩慢になってくるだけで、話せないわけではないのです。ただ、話しかけてから返事がくるまで、普段ならすぐという人が、けっこう時間がかかったりします。

「速く話せないですよね」と自分で言ったりしますよ。Ａ地点からＢ地点へ行くのに、普段なら一分で行ける人が、非常にゆっくりゆっくりになって十分も二十分かかってしまう。そういうタイプで、最重度の知的障害を伴う人から高機能の人までいます。

宮岡　行動の緩慢みたいな状態ですね。

内山　ずっとじっとしていて、あるときにピョンと飛び出しちゃうんです。ゴムが弾けたみたいにね。それがやはり、このときには動けなかったりする。

ウィング先生はカタトニーにいちばん注目していたんですけど、それはもともとエコノモ脳炎の後遺症で、子どもは多動になり、大人は寡動になることにヒントを得たらしいです。たとえば脳炎やパーキンソンで起きるような非特異的な症状としてのカタトニーですね。

宮岡　ひどく動きが遅くなったり、止まったりするという意味ですよね。

■**エコノモ脳炎**
(Economo encephalitis)
一九一七〜一八年に流行した。嗜眠性脳炎（encephalitis lethargica）ともいう。後遺症として、パーキンソン症候群、感情障害、幻覚、強迫、妄想、注視発作などが知られている。

【合併と鑑別――妄想型統合失調症】

「自分はバットマンになった」「聖徳太子である」は妄想なのか、ファンタジーなのか

宮岡　妄想型統合失調症との鑑別や合併時については、どのように考えたらよろしいですか。

内山　妄想型は妄想とファンタジーとのあいだの鑑別が難しいですよね。ＡＳＤの人たちは、ファンタジーで行動するわけです。

宮岡　なるほど。

内山　それこそ、ウィング先生が最初に言った例でも、「自分はバットマンになった」と思って飛んじゃってケガをした。それを妄想と言うのか、ファンタジーと言うのか。

宮岡　最近、「妄想する」という日本語があるでしょう。若い人がよく使うのですが、妄想を意図的にすることは絶対にありえないわけですよ。妄想は「ある」のであって、「する」のは空想。日本語自体が妙に区別がなくなってきていますよね。

また脱線しちゃいましたが、先ほどのバットマンになって飛ぶというのは、どう理解するのですか。

内山　現実とイマジネーションの混同ととるわけです。結局、妄想の定義の問題ですね。たとえば訂正不能とか、強い確信とか言っても、妄想の定義自体は別にASDのことを考慮しているわけではないですから、一時的な空想、つまりファンタジーとのあいだも曖昧なわけです。だけど、単純に言えば、妄想は抗精神病薬がけっこう効くと思うけど、ファンタジーは当然ですが効かないです。そういう違いもあるし、やはり質的に違うと僕は思います。

宮岡　ファンタジーはどのぐらいで醒めますか。統合失調症の妄想の場合は状況依存的ではないので、病気のあいだはかなり妄想が続きます。たとえば、先ほどのバットマンの例では、飛んだあともずっとバットマンなんですか。そういうイマジネーションは、どのくらい持続するものなのでしょうか。

内山　続かないと思いますよ。ケガして終わっちゃうでしょう（笑）。
　バットマンはともかくとして、関心がほかのことにシフトしたら、もうどうでもよくなるのです。

宮岡　「自分は聖徳太子である」とか「聖徳太子の末裔である」という統合失調症のような妄想が持続することはあまりないのですよね。むしろ憑依に近いのですか。

内山　そうですね。統合失調症の妄想とは雰囲気からして明らかに違います。

宮岡　そうですよね。だからきちんと聞いていけば、統合失調症の妄想ではないとわかってくるはずなのだけど。

▼バットマンになった？
- 一時的な空想、ファンタジーである（現実とイマジネーションの混同）
- 妄想に効果的な抗精神病薬は奏効しない
- 妄想の中身をきちんと聞けば、明らかに「違う」と精神科医にはわかるはず

内山　妄想の中身をきちんと聞いていけば、精神科医の先生なら明らかに「違う」とわかるはずです。

宮岡　統合失調症のことをきちんと勉強していれば、絶対に違いはわかりますよね。

【合併と鑑別——統合失調症と自傷他害】

ASDの他害には納得できる理由がある イマジネーションが障害し、手加減ができない

宮岡　発達障害の方が他害のおそれがあるということで措置入院となることが、最近ときどきあります。統合失調症との鑑別や合併がよく問題になるのですが、先ほどカタトニーのところでも少し触れたように、他者への暴力というのはじっくり理由を聞いてみると、それなりに納得できることが多く、病的な精神症状とはとりにくいことも多い気がしています。たとえば、自分の生活パターンに従ってくれないので、わかってもらうために殴ったなどというようなケースです。そのあたりは、理由をはっきり説明できないことが多い統合失調症とは明らかに違う部分だと思います。発達障害の方はどんな場面で他人や家族に暴力をふるうのでしょうか。

内山　いろんな場面がありますけど、多いのはやはりこだわり関係ですね。たとえば、ある青年が母親を殴ったときは、自分はこの順番にご飯を食べたかったのに、お母さんが別の順番で持ってきたから殴ったとか、七時に食べたかったのに七時五分だったのが許せなかったとか。無駄遣いをしたり、ギャンブルにのめりこむといった逸脱行為にいく人も多いので、そうした行動を親から注意されたときにカッとな

▼他者への暴力
→七三頁も参照

▼暴力をふるう場合
- 多いのはこだわり関係（自分が決めていたスケジュールやルールにのっとっていない、など）
- 逸脱行為を注意された場合
- イマジネーションの障害により、手加減ができない点も大きな問題である

るというパターンが多いです。
いわゆるイマジネーションの障害が関係しているのだと思うのですが、彼らはそういう状況で手加減ができないのです。普通の人なら、いくら親に腹が立ったとしても手加減するはずです。でも彼らには手加減ができないから、高齢の母親を本気で殴って骨折させて、警察沙汰になってしまう。そういった事例があります。

宮岡　手加減ができないのですね。自傷のほうはどうでしょうか。自傷もけっこうあるのですか。

内山　いわゆる知的障害のある人は自分を叩いたりしますが、高機能の場合はそんなに多くないと思います。自殺未遂はありますので、それも自傷と捉えれば、自傷もないわけではありませんが、いわゆる体を叩くという意味での自傷行為は、高機能の場合はそんなに多くないです。

宮岡　「自傷他害」として使う自傷は自殺企図が中心になりますから、子どもの専門家が使う自傷は少し意味が違ってきますね。自殺企図はかなりあるのですか。

内山　けっこうあると思います。

宮岡　高機能の人に、ですよね？

内山　高機能の人です。うつ病がからんでいますし、社会的にうまくいっていないですからね。しかも考え方がわりとオール・オア・ナッシングなので、ある瞬間に絶望してしまうのです。たとえば、障害年金を突然切られたときに「自分なんか生

▼ポイント
- 高機能の場合は、体を叩くといった意味での自傷行為は少ない
- 自殺企図は多い（うつ状態、考え方がオール・オア・ナッシングなので絶望しやすい、などが原因）

きている資格がない！」と自殺未遂してしまうとか。

宮岡　自傷の場合は憂うつ感が強いので、精神科医は発達障害の側面にあまり着目していないのでしょうね。

内山　たぶん、そうだと思います。

宮岡　一方で他害の場合は、その人が「統合失調症でなければ、どうしてこんなに暴れたのだろう」と不思議に思うことで、発達障害にたどり着きやすいのかもしれません。

症状をよく聞かずに「まあいいや診断」は危険

宮岡　統合失調症との鑑別や合併についてお聞きしたことを、ここで一度整理したいと思います。多少これまでの話と重複する部分があるかもしれませんが。

たとえば、外来に患者さんが診察に来ました。その方は部屋にいると自分の悪口を言っているような声が聞こえる気がすると言い、外へ出ると駅などで通りすがりの人が確実に自分のほうを見ていると言います。

発達障害が念頭にない精神科医なら統合失調症と診断するかもしれない。でも、実は発達障害の人が周囲とのコミュニケーションがうまくいかず、適応できずに、妄想に近いような被害感をもっているのかもしれない。発達障害があるから妄想をもつと考えるのか、それともやはり統合失調症として考えたほうがよいのか。合併か鑑別かという話になりますけれど、臨床家はどういうふうに診ていったらよいのでしょうか。

内山　妄想の定義は「訂正不能な確信」です。基本的には状況依存的ではないわけですよ。統合失調症の妄想は特にそうですね。だけど、自閉症圏の妄想はかなり状況依存的だったり、一見妄想に見えても確信が揺らいだり、日によって違ったり、が

▼ASDの妄想
- 妄想の定義は「訂正不能な確信」であり、基本的には状況依存的ではない
- ASDの場合は、一見妄想に見えても確信が揺らいだり、日によって変化したりが比較的多い
- 統合失調症のような確信のある妄想に近いものは少ない

比較的多い気がします。

具体的に聞いていくと、幻聴も誰の声か曖昧になっていくし、悪口も昔言われたことをいまも引きずっているだけだったり。統合失調症の典型的な妄想、つまり確信のある妄想に近いものはそんなに多くはありません。

宮岡　おそらく統合失調症の症状はかなりしっかりした一級症状で、どんなに聞いても訂正不能の確信があり、幻聴も、たとえば「話しかけられるような」とか対話性の幻聴もあります。そうであれば、とりあえずは統合失調症の治療をするでしょう。そこまでは発達障害を鑑別する段階ですね。

次に、統合失調症と診断するにしても、発達障害の合併を検討しなければならない。すなわち発達障害の有無については、問診をして確認しておかなければならない。そして、発達障害の面があるかどうかについては、子どものころの生活史をきちんと聞くことが大切なんですね。

内山　そうです。結局、症状そのもので鑑別しようとすると無理があります。発達障害に関しては、おっしゃるように子どものころから「三つ組の障害」があったかどうかですね。

宮岡　三つ組の障害があったかどうか、発病前の適応はどうか、といったことですね。

内山　はい、そうです。十八歳以前の問題ですね。

宮岡　はっきりした発達障害の症状があれば、やはり統合失調症との合併と考えないといけない人も十分いるということですね。

内山　いるとは思いますが、そんなに多くはないです。僕はもう二十年以上やっていますが、三〜四例しかありません。僕のところへ来ないだけかもしれないけど、そう多くはないはずです。

宮岡　同じように、妄想型統合失調症と判断されている大人で、不特定多数の人に対してではなく、会社の同僚や近所の人など特定の人に対して、非常に強い被害妄想をもっているような人の場合には、かなりきっちり聞かないと見誤る可能性がありますよね。実はご本人の行動パターンによって、そういう思い込みが生じているという場合も多いと思いますから。

内山　そうですね。合併ではないと思う人のほうが多いですね。

宮岡　それから、すごい興奮と昏迷、あるいは止まってしまうみたいな状態だけで緊張型統合失調症と診断されている人のなかに、鑑別すべきケースもあるという理解でよろしいですか。

内山　はい、そう思います。

宮岡　そうすると、破瓜型統合失調症のように、自発性の低下などの陰性症状が強く出てきたら、やはり統合失調症を合併していると考えざるをえないでしょうか。

内山　そうですね。大事なのはむしろそちらだと思います。僕のケースで、幼児期は明らかに自閉症だけど、実は統合失調症なのかなと思う患者さんはそちらのタイ

▼ポイント

● 特定の人に対して非常に強い被害妄想をもっているような人の場合は、かなりきっちり問診しないと妄想型統合失調症と見誤る可能性がある

プです。

理科系の難関大学を卒業していて、数学の成績はずっとトップクラスだったという人がいます。ところが三十歳を過ぎたいまは、中学一年生の数学もできなくなっちゃった。脳の器質疾患を疑って、何度も神経内科に紹介したのですが、ぜんぜん異常はないと言われました。経過をみると、まさにヘベフレニー、破瓜型統合失調症なんですよね。僕が診てもヘベに見える。でも、子どものころや大学時代は絶対にヘベじゃなかったです。こういうヘベが重なる子のほうが臨床的にはむしろ重要でね。少ないけれども、確かにいるんです。

宮岡　発達障害の症状だろうと思っていたけれど、経過をみたら統合失調症の陰性症状のほうが強くなってきて、やはり統合失調症と考えざるをえなくなった事例ですね。計算ができなくなるというのは統合失調症としても典型的ではないので、一度は器質疾患を疑いますよね。

内山　そのとおりです。ただ、薬が効きません。陰性症状にあまり効かなくて、統合失調症ならもうちょっと効くはずなのにと思うこともあります。そこも悩みどころの一つです。

宮岡　精神分裂病が統合失調症になって、用語が変わっただけなのに、精神分裂病と呼ばれていた時代より、安易に統合失調症という診断をつける傾向があるように思えて、とても気になっています。症状を十分に検討しないで、統合失調症にして

▼**幼児期は自閉症、現在は統合失調症が疑われる症例**
- 子どものころは自閉症。理科系の難関大学卒。数学の成績はずっとトップクラスだったが、三十歳を過ぎた現在は中学一年生の数学もできない
- 神経内科に紹介したが、まったく異常なし
- 経過をみると統合失調症の陰性症状が強くなってきた

しまっているように思えます。

それと、統合失調症になって告知をするようになったでしょう？　告知できる病気になるとともに診断の敷居が下がったようにも思います。ろくに症状も聞かないで「まあいいや診断」が増えているのかもしれません。自分のもっている引き出しだけを用いて、統合失調症や発達障害とつけてしまう。「発達障害を合併したうつ病」という引き出しを勝手につくってしまう先生に似ているかもしれません。新しい視点を入れるなら、適切に入れていくことが必要だと私は思っています。

【合併と鑑別――うつ病①】

「気分が沈む」の意味が伝わりにくい話したことがあまり伝わっていない前提で対応を

宮岡　うつ病は最近概念が広がりましたよね。かつては外因性（身体因性）、内因性、心因性（性格環境因性）のように、推定される病因をもとにした分類を用いる精神科医が多かったのですが、最近はＤＳＭのようにうつ状態であることと、その重症度と持続期間によって診断されています。ＤＳＭではうつ病性障害について、大うつ病性障害と気分変調性障害、それから抑うつ気分を伴う適応障害なんていうふうに分類していて、そのなかで適応障害というのはわりあい病因を重視しているわけですけど、全体的には病因に触れない傾向になっています。

治療についても、抗うつ薬療法も認知行動療法（ＣＢＴ）も病因はあまり検討されません。したがって発達障害の方がうつ状態を呈していれば、うつ病と考えられることが多く、鑑別や合併を思いつきにくいのかもしれません。

統合失調症の場合は、より細かく聞けば発達障害に起因するのか統合失調症なのかを鑑別できる場合もある。では、うつ病の場合はどうか。診断基準の誤用も少なくないのですが、重症度と持続期間からうつ病と言えるような人に、精神科医は「典

■外因性、内因性、心因性
→三頁参照

■認知行動療法（ＣＢＴ）
cognitive-behavioral therapy。認知（物事の考え方や受け止め方）に働きかけることで精神疾患を治療することを目的とした治療法。うつ病やパニック障害など、多様な精神疾患に対して効果が報告されており、日本では二〇一〇年より健康保険の適応となっている。

型例とは違うから鑑別できる」という判断ができるものなのでしょうか。先ほどの統合失調症のお話にあった「典型的な妄想じゃないから、統合失調症じゃないものを考えましょう」というように、うつ病の場合も典型的ではないから発達障害を考えましょう、ということになりえますか。

内山　その視点は成人の精神科診療では必要だと思います。たとえば、抑うつ気分に関していうと、表現が幼いというか、つたないというか。たとえば「気分が沈むか」と問診したときに、「気分が沈む」という意味がなかなか伝わりにくいですからね。

宮岡　なるほど。

内山　そういう違和感は精神科医はたぶん臨床の場で感じているんじゃないかと思います。やたら枝葉末節にこだわるとか。たとえば母親を亡くしたとき、喪失体験がつらかったというのはわかりますが、「何がいちばんつらいの?」と聞くと、「最近、部屋の絨毯が擦り切れているのに気がつきました」と答えたとかね。

宮岡　はい。

内山　その人にとっては、絨毯の擦り切れは大事なことなのだろうけど、喪失体験の記憶が抜け落ちています。そういった場合に精神科医がうつ病を考えるかどうか。もしかしたらパーソナリティの問題など別の疾患を考えるかもしれないですが、その別のカテゴリーの一つに発達障害もあると、なんとなく当たりはつけられると思

▼問診時の注意①
- 「気分が沈む」の意味がなかなか伝わりにくい。表現がつたない
- 枝葉末節にこだわる

うんです。普通のうつ病のような境界はないけど、「つらい」と言っているし、もしかしたら発達障害を合併している人なのかな、と。

宮岡　たとえば、同じ「憂うつな気分」を聞くにしても、以前はいろいろな方面から聞いていったと思うのです。どんなときにどんなふうに憂うつになり、不安感や意欲はどうであったか、などと。でもDSMでは、「憂うつですか」と聞いて「はい」と答えれば、それでおしまいみたいなところがある。面接を詳しくしないから、統合失調症以上にうつ病の面接は浅くなってしまったように思います。

いま先生が言われたような答えは「憂うつですか」「はい」では聞き出せない。もう一歩踏み込んで聞いていかないと出てこないはずなのです。それなのに、踏み込んだ問診をしなくなっていると思うのです。患者さんの憂うつ感がどんなものか、あるいはどういうふうに変化があるか、どんなふうに感じているかということを、もっともっと聞いたら、明らかに違いますよね。

内山　違うと思いますよ。逆に、うつ病だと思い込んで、見逃すこともあるんです。たとえば、「性欲はありますか」と聞いて「あります」と患者さんは答えますが、ゼロでなければ「あります」と言うのです。五分でも眠れていれば「眠れます」と答える。別に発達障害に限りませんが、そういった問診のテクニックは、上手にやらないといろいろな間違いが生じるのだと思います。

宮岡　表面的な症状だけを聞いていたら、簡単に誤診してしまいますよね。

▼問診時の注意②

- 「憂うつですか」「はい」では聞き出せない。もう一歩、踏み込んで聞く必要がある
- 「性欲はありますか」「眠れていますか」に対して、ゼロでなければ「あります」「はい」と答えるので要注意
- 表面的な症状だけを聞いていると誤診しかねない

内山　見逃すほうも、過剰診断のほうも、どちらもそうですね。

宮岡　そこで気になるのはDSMのうつ病です。DSMは統計のためのマニュアルで、治療に結びつくかどうかは軽視されていますから。だから、DSMにのっとって「それは誤診なのですか」と聞かれると、誤診とも言えないことがある。

内山　DSMでは発達障害を合併していなくても、「憂うつだ」「イライラする」「やる気がない」と言うと、うつ病になってしまいますから。それを誤診と捉えるかどうかですよね。

宮岡　統合失調症よりもそのあたりがさらに曖昧になっています。うつ病のすそ野が広がりすぎて議論しにくいですね。

内山　拡散しちゃいますけど、実際にそうなんです。そういうDSM診断で治験していく抗うつ薬も出てくるわけで(笑)。結果的には妥当性という概念に行き着いてしまいますけどね。

宮岡　そうですよね。

内山　発達障害を合併しているか否かを考えるときに、妥当性の問題が浮かび上がってくるのです。発達障害の合併うんぬんの議論をする以前に、DSMのうつ病に妥当性があるかどうかという議論をしなければならなくなる。そう言ってしまうと身も蓋もないのですけど、そうせざるをえないんじゃないですかね。

宮岡　それで、鑑別か合併かの話に戻ると、うつ病の場合は、鑑別とも言えるし、診断基準に基づけば合併とも言える。かなり深い憂うつ感をもっていて，これは完全にうつ病の診断基準を満たすというような人でも，当然発達障害の合併はあるということですよね？

内山　合併はありますね。

宮岡　そういう合併がわかったとき，治療をしていくうえで，どんな注意が必要ですか。

内山　もちろん，一般的な薬物療法をすると思いますが，薬が効きにくいなど薬物への反応が少し非典型的であることと，副作用が出やすいといったことが挙げられます。また，治っていく過程で，たとえばベックの抑うつ評価尺度（ＢＤＩ）などを使っても，反応が違うことが多いと思うんです。

　ですから，一般的な問診や質問票を使って治療過程をみながら，よくなっているか悪くなっているかを追っていくと，誤診してしまうことも多々あります。やはり，表情やしぐさ，切迫感といった臨床的な感覚のほうが信用できると思いますね。

宮岡　そうですよね。本当にうつ病がよくなってきたときに，仕事に復帰していいけれども「適度にしなさい」と言うと，ぜんぜん話が通じないという話をよく耳にします。医師が具体的な表現を使うのも，治療するうえで大事なことですね。

内山　たぶん話したことの二～三割しか本人には伝わっていないと思います。コミュニケーションに問題を抱えていますから，こちらが伝わっていると思っても，伝わっ

▼ポイント
- 薬が効きにくい
- 副作用が出やすい
- 治療に対する反応が違うことが多い

■ベックの抑うつ評価尺度（Beck's Depression Inventory）
うつ病の重症度評価を目的とした自己記入式の質問票。悲哀感や自己嫌悪感など全二十一項目について，過去一週間の状態を四段階で評価。合計得点が〇～十三点をほぼ正常，十四～二十四点を軽症から中等度のうつ病，二十五点以上を重症のうつ病とする。

▼ポイント
- 「適度に」では通じない。もっと具体的に
- 「はい」と返事をしていても伝わっていないことが多い

ていないことがある。本人が「はい」と言えば伝わっているような錯覚に陥りがちですが、けっこうそれが誤解のもとです。伝わっていないことを前提に、家族、会社、学校などの周囲がどう配慮するかということに力を入れたほうがよいと思いますね。

宮岡　「伝わっていないことを前提に」というのは大事ですね。家族にもきちんと指導していかなければなりませんね。

【合併と鑑別――うつ病②】

「ツレうつ」はアスペうつなのか？

内山　発達障害のうつ病、特にアスペルガーのうつ病は、ズドーンと落ちて、日内変動もあって、抗うつ薬もある程度効くといった、本当に典型的な内因性うつ病のように見えることがあります。一方で、神経症性うつ病に見えることもある。両方あるので、症状だけからみると要注意です。

宮岡　環境にうまく適応できない人が多いとすれば、内因性うつ病に見えるような人は少ないのでしょうか。

内山　内因性うつ病に見える人もいなくはないですよ。でも、先生がおっしゃるように、確かに少ないですね。

宮岡　本人はうつの時期を振り返るのですか。ＡＳＤとしての行動特性、対処行動が原因で不適応になっているのだと自覚できるようになるのでしょうか。

内山　僕らのケースは患者さんを教育してしまうので、「感覚過敏でこうなっているんですよね」などと本人が自覚できます。「環境が変わっちゃったから、なりやすいんです」と言う患者さんもいますし。ストレスになる要因が典型例とは違うので、自分なりに説明する人はけっこういます。

■神経症性うつ病
neurotic depression

ただ、うつ病で少々ややこしいのは、病因という面からみると遺伝的要因もあるんですよね。アスペルガーの子の親にはうつ病が多いと昔からいわれています。

宮岡　アスペルガーの子の親にはうつ病が多いのですか。

内山　養育のストレスとは別の要因でうつ病になりやすい。つまり、親になる前からうつ病をもっている可能性があります。遺伝的にも近いというようなデータもあったりするので、若干の関係はあると思いますよ。いわゆるティピカルなうつ病とか。

宮岡　話を蒸し返すようで申し訳ないのですが、いまはうつ病自体がバラバラみたいなところがあるから、「ティピカルはどれ？」といった議論になってしまいますが。

内山　うつ病自体が拡散していますからね（笑）。

宮岡　うつ病と発達障害の併存という場合は、遺伝子レベルで何か関連がある場合と、環境への反応として適応障害みたいな抑うつを起こしやすいという二つの側面がありえます。両方あるとの理解でよいわけですね？

内山　はい、両方あります。思春期のうつ病で気になるのは、自分が異質であることに気がついて落ち込む。だから告知によって抑うつになるというのは、もともと内省が乏しいので自分が変わっているということに気づいていなかったのに、あるとき、自分が変わっていると気づかされる。本質的な要因と言ってよいのかどうかはわかりませんが、そういうＡＳＤ特有のストレス要因というのもあるんですね。

宮岡　うつ病に関しては、やはりすごく難しいですね。患者数はいちばん多いと思

▼ポイント
●うつ病と発達障害の併存には遺伝子レベルの関連、環境への反応としての抑うつの二つの側面がある

うのですが。

内山　そうですね。いちばん多いですし、合併もかなりあると思います。でもうつ病と発達障害、特にＡＳＤの合併の症候学はまだぜんぜん整理されていません。うつ病もたぶん定義されていなくて、いまは気分障害の薬物療法もいろいろ議論が多いところでしょう？　それでますます発達障害の気分障害は、いまのところ指針はないと言ってもよいと思います。混沌としています。

ところで、典型的なうつ病といえば、『ツレがうつになりまして。』という映画はご覧になりました？　あれを典型的なうつ病とする説もありますが、僕に言わせれば、あれは「アスぺうつ」かもしれません。曜日によってネクタイが全部決まっている。ものすごくマニアックで、しかも熱烈な音響マニア。友だちはあまりいないし、強迫もあるし、うつが慢性化している。アスペルガーの特徴がかなりたくさんあるんですよ。

■**映画『ツレがうつになりまして。』**　二〇一一年一〇月から東映系で公開。うつを発症したエリート・サラリーマンと売れない漫画家の妻の闘病を描く。宮﨑あおい、堺雅人主演、佐々部清監督。原作は幻冬舎から出版された細川貂々のコミック・エッセイ。

うつ病の症候学や治療学のなかに「発達障害関連うつ病」の分類が必要

宮岡　うつの場合、精神科医はこの人は性格環境因でどこまで了解できるかと考える習慣があります。ASDの人のうつは、たとえばパソコンを相手にしているときはあまり問題がなかったのに、人間を相手にしなければならない職に就いたとたんに駄目になった。それまでは、なんとかうまく環境に適応できていたけれども、ある時期から本人が過ごせるような環境ではなくなったのでうつになったという、「反応性」と理解できる面が大きいとも言いますが、どこまでそう考えてよいのでしょうか。

内山　反応性だけではないと思います。環境に関係なしにうつになる人もいますから。長期にフォローしている人は本当に慢性ですよ。試験前になると悪くなる。環境要因はもちろんありますが、それだけでは説明がつかない。普通のうつと一緒です。いろんなタイプがある。

宮岡　ストレスをかぶるたびにうつになっている人がいますよね。十代だったら神経症性うつと診断したのではないかという人は、確かに本人は「ストレスになる」

▼ポイント
- 環境要因はあるが、それだけでは説明がつかない
- うつ病同様、さまざまなタイプがある

と言います。でも、発達障害を見抜くときは本人の話だけを聞いても難しいですね。むしろ、コミュニケーションのパターンや対人交流といったことを聞かなければなりません。

内山　ストレス要因がアスペルガー特有ということはありますよね。対人交流が嫌だとか、感覚過敏で臭いが嫌だとか。そういう症状があればわかることもありますが、そういう症状があまりない人は、うつの症状だけを見たら、発達障害に合併していない普通のうつと同じような波がある。死語かもしれないですが、昔の「内因性」に近いような人もいます。

宮岡　生物学的な研究でも、遺伝的に、いわゆる大うつ病性障害に近いという考えと、それから適応障害みたいな面と両方あるということですから、やはり両方あるということですね。

内山　そうですね。症状としてはうつに近いわけだし、ストレス要因が一般の人よりも明らかに多いですからね。いずれにしてもダブルに脆弱なのだと思います。

宮岡　いま先生が大事なことを言ってくださいましたが、確かに、いつもこの要因で、このパターンで落ち込むというようなことに気づいたら、そのあたりをもっと詳しく聞くべきでしょうね。より詳細に聞くのか、あるいは「神経症性」として理解できるような状態なのか、その見極めが肝心だと思います。

神経症性うつになる人は、どこかで親子関係などに問題があることが多いので、む

▼ポイント
- アスペルガー特有のストレス要因がある（対人交流、感覚過敏）
- うつだけの症状を見たら、普通のうつ（内因性）に近いような人もいる

しろ親子関係などに関して葛藤と思えるようなことが出てくれば、神経症的なものと考えるほうに傾くと、私は考えているところがあります。

内山　僕は親子関係にはあまりいかないです。親子関係でうつ、という感じは、そんなに受けないです。

宮岡　そこで、神経症的なものなのか、発達障害的なものなのかを区別するにはどうしたらよいでしょう。

内山　でも、発達障害特性は見る気になれば見えてしまうと思いますよ。

宮岡　横断面で見れるということですか。

内山　そうですね、成育歴で見られます。ああ、先生がおっしゃっているのは、大人になって来院した場合のことですね。うーん。僕だったら、神経症的だと思えば、親子関係ではなく、発達障害を聞くでしょうね。

宮岡　発達障害に関連した問診が先ですか。

内山　ええ。そのあたりが児童精神医学と大人の精神医学の違うところなんでしょうね。

宮岡　より確実に見えるものを聞いたほうが診断の早道ですので、そういう意味では、無理に神経症的な症状が起きる原因を探るより、発達障害のほうがわかりやすいですよね。発達障害のほうが評価者間の一致度も高いはずなので、それを先に聞くほうがよいのかもしれませんね。

▼ポイント

- より確実に見えるものを聞くのが診断の早道。神経症的な症状が起きる原因を探るより発達障害のほうがわかりやすい
- 評価者間の一致度も高いはずの発達障害を先に聞くほうがよい
- プライマリでは内因性や心因性より先に発達障害関連の問診をしたほうがよいだろう

精神医学では内因性があって、その次が心因性（性格環境因性）とこれまで教えてきましたが、性格環境因性の前に発達障害関連性が入ったほうがいいのかもしれないですね。

内山　そう思いますね。成人のプライマリケアだったら、「怪しいな」と思ったら母子関係の前に発達障害を疑ったほうが頻度は高いのではないでしょうか。

宮岡　いまのお話は私にはけっこう「黒船」かもしれない（笑）。そのくらいの提案はしてみてもいいいですかね。

内山　教科書の記載とはちょっと違いますけどね。それぐらい言ってもいいんじゃないですかね。言いたいですね。

宮岡　私もそこがいちばん引っかかっていたところなのです。発達障害因というのを、第四の軸として入れておかないといけないんじゃないのかな、と。そもそも発達障害のことが気になった出発点は、うつ病の分類のなかに「発達障害関連うつ病」を入れておかないと、うつ病の症候学や治療学として適切ではないと感じるようなことがあったからなのです。

内山　そうですね。内因性と同じぐらい多いはずです。もし、内因性という言葉が生きているとしたら、の話ですが（笑）。

▼**ポイント**
- うつ病の分類のなかに「発達障害関連うつ病」を入れておかないと、うつ病の症候学や治療学として適切ではないかもしれない

時間単位でバイポーラーなんておかしい 自閉症でも躁に見える人がいる

宮岡　双極性障害と診断される可能性についてはいかがでしょうか。わりあい気分変動があるのか、あるいは双極性障害と本当に鑑別しなければならないような例もありますか。

内山　双極性障害との鑑別は、ＡＳＤよりもむしろＡＤＨＤでしばしば議論されています。ＡＤＨＤの症状は多動だったり、衝動的だったりするわけで、いわゆる躁状態に近いものがありますよね。もちろんＡＳＤとＡＤＨＤは、僕らの考えでは合併率がかなり高いので、ＡＳＤもからんでくるのですが。

宮岡　双極性障害でも自閉症を背景にしたうつもあり、発達史はきちんと聞くというのが大前提ですが、躁に関しても、ＡＤＨＤで非常に落ち着かない人と、自閉症でも一見躁に見える人がいますよね。

内山　反応性にはしゃぐということはありますね。

宮岡　異様にはしゃぐみたいな感じでしょうか。

内山　異様にはしゃいでしまうのは、情報処理がうまくできないからなのです。要

▼ポイント
- 双極性障害との鑑別はＡＳＤよりもむしろＡＤＨＤでしばしば議論されている（ＡＤＨＤの症状が躁状態に近いため）
- ＡＳＤとＡＤＨＤは合併率が高いので、ＡＳＤと双極性障害の鑑別も重要である

求水準が高まって自分の能力以上のことをさせられると、急にはしゃぐ。それが躁に見えることがあるのです。

宮岡　うつと同じで、気分の高揚感というか、それ自体の言語表現が乏しいんですよね。

内山　そうです。言語表現に乏しいから行動化するのです。しかもリミッターが働かないので、いったん舞い上がると抑えがきかないし、その場もわきまえずに、どんどん舞い上がっちゃうので。

宮岡　行動だけ見ていると、躁と判断しやすいですよね。

内山　双極性障害もうつ病と同じで、すごく裾野が広くなっていますしね。

宮岡　そうそう。いま、私も言おうと思っていました（笑）。バイポーラーII（双極II型障害）が入って、ますますややこしくなっていますよね。

内山　それに加えて、アメリカでここ十五年ぐらい子どもの双極性障害が大変話題になっていることが原因だと思います。

僕は反対なのですが、アメリカでは一日のなかで気分変動があると双極性障害との診断をつける先生が多いのです。でも、いくら子どもでも一日のなかで変動するようなことは、そんなにないと思います。バイポーラーなら症状の消失は何週間単位のはずですよね。

宮岡　いまは時間単位でバイポーラーなんですね（笑）。

▼ASDの躁
- 要求水準が高まって自分の能力以上のことをさせられると急にはしゃぐ。それが躁に見えることがある
- 言語表現に乏しいから行動化する
- 抑えがきかず、その場もわきまえずに舞い上がってしまう。行動だけ見ていると躁と判断しやすい

内山　時間単位なんておかしいと僕は思うのですが。

宮岡　そうですね。「製薬会社が薬を売るために，子どもの双極性障害をつくった」と言う先生もいます。

内山　アメリカで双極性障害がはやり出したのは二十年ぐらい前ですが，そのときから急に子どもの双極性障害が増えて，ＡＤＨＤとの鑑別が話題になりました。大人の精神科領域に双極Ⅱ型障害が入ったのは何年ぐらい前ですか。

宮岡　日本でよく言われるようになったのは，ここ四～五年ですね。

内山　そうですよね。双極Ⅱ型障害とＡＤＨＤやアスペルガーというのは，かなり悩ましい問題なのです。

宮岡　典型的な躁うつ病だったら，わりあい鑑別の議論もしやすいのですが，双極性障害のほうも裾野を広げてきています。双極Ⅱ型障害というのは，抑うつ症状はあるけれども，躁は軽度の躁という人なんですよね。単極性のうつ病にも，よく見るとちょっとした躁状態があるので，双極Ⅱ型障害ではないかと診る傾向も出てきています。

内山　抑うつと軽い躁が双極Ⅱ型障害の考え方の基本の一つですが，軽い発達障害の人は情動コントロールが苦手ですから，ちょっといいことがあるとはしゃいでしまうので，躁状態と受け取られてしまうことがよくあるのです。

宮岡　ちょっとはしゃいで行動が亢進している人を躁状態と診る先生方は，「典型的

▼ポイント
●双極性障害も躁うつ病も概念が広がってきており，ますます鑑別が難しくなっている

▼ポイント
●軽い発達障害の人は情動コントロールが苦手。ちょっといいことがあるとはしゃいでしまうので，躁状態と受け取られることが多い

な躁状態ではない」ということに気がつかないのでしょうね。そう考えると、本当にいまの精神医学はガタガタだね（笑）。

内山　子どもの双極Ⅱ型障害が症状の判断を難しくしています。普通の双極性障害というのは躁状態が何週間や何日間も続いて、抑うつ状態が何日間か続くという長い経過をとります。でもいまは、よく聞いたらちょっとはしゃいでいる時期があった程度で「双極Ⅱ型障害かもしれない」という話になってしまう。

宮岡　だから、うつ病で受診してきた人に、「以前、お金の使い方がちょっと荒かったとか、怒りっぽかったとか、仕事がはかどりすぎるほどはかどった時期はないですか」と聞く精神科医が増えてくるわけですよ。

そうすると、患者さんによっては、「あのころはパチンコで十万円ぐらい使った」なんて話が出てくる。そうすると双極Ⅱ型障害が頭にありすぎる精神科医は「ほら、やっぱり双極Ⅱ型障害じゃないか」となる。パチンコで十万円使ったのは最近の話ではなく、過去の記憶なのだから、双極Ⅱ型障害という診断は慎重にすべきだと思うんですけどね。

「うつは心の風邪」と言って、ごく軽いうつまで抗うつ薬の適用にしてしまったように、双極性障害の治療薬を売るためにバイポーラーⅡが出てきて、今度はＡＤＨＤの治療薬を売るためにＡＤＨＤの範囲を広げようとしているという意見もあります。医師は概念を広げて薬を売ろうという怪しげな動きにきちんと対応しないといけないですね。やはり「薬を売るために病気をつくったり増やしたりする」という警鐘は鳴らしておきましょう。

内山　その手の議論が好きな先生がいますよね。極端すぎる人もいますけど（笑）。

宮岡　私もその一人ですが、もっと声高に言う先生がいるので、少し黙っておこうと思って（笑）。

本題に戻りましょう。双極性障害はうつ病より発症年齢が低いので注意すべきとは思いますが、ＡＳＤと双極性障害の鑑別はそんなに意識しなくてもいいですかね。合併もありますし。

内山　知的障害のある子で、たしかにバイポーラーの子はいます。僕もずいぶん昔に一例だけ報告したことがあります。その子は典型例でした。七歳か八歳の発症で、三か月ぐらいずっと抑うつが続いて何も食べなくて。そのあと何日かはずーっと走り回っていて、また三か月ぐらいうつ。そういう子もいます。でも、頻度的に多いかと言うと、そう多くはないと思います。

【合併と鑑別――境界性パーソナリティ障害】

相手を困らせる行動をとるボーダー 困らせるとわからずにやってしまうアスペルガー

宮岡　非常に衝動性が高かったり、自傷行為をしたり、薬を大量に飲んだりという人の多くは、境界性パーソナリティ障害あるいは情緒不安定性パーソナリティ障害という診断がついていますが、そのなかに発達障害の人が含まれているのではないかと思います。より難しいのは高機能の方だと思いますが、どうやって見出したらよいでしょうか。

内山　境界性パーソナリティ障害、いわゆるボーダーと言われている人のなかに発達障害はかなり多いと思います。なぜかというと、ボーダーの症状そのものは衝動のコントロールが悪いとか、並列の記述ですから。

宮岡　そうですね。症状は横断面の症状だけですものね。

内山　はい。安定した対人関係がもてない、リストカットをする。どちらも、アスペルガー、あるいは比較的高機能の重症でも十分ありうる症状なんですね。

彼らは社会的不適応を起こしたときに、知的に上手に乗り越えることができないので、結果的には、いわゆるアクティング・アウトをします。アクティング・アウ

■アクティング・アウト
精神疾患を治療中の患者の心的葛藤やストレスが、主に治療場面以外の行動に現れてしまうこと

トした行為だけに注目すると、ボーダーの診断基準に達する人はたくさんいるはずです。精神内界をどれだけ解明できるかによって違ってくるでしょうね。

宮岡　結局、内面をどこまで尋ねるかにかかってくるわけですね（笑）。

内山　ボーダーにはいろいろな精神療法がありますが、ぜんぜん深まっていないことがけっこう多いと思うのです。

宮岡　面接が深まっていないということですね。

内山　内面を見ないとか、ずっと自分の好きな話だけで終わってしまうとか。そういうケースはかなりの確率で発達障害が疑われると思います。

本来のボーダーの子は、対人交流はできるけど変わった行動をします。こうすれば相手が嫌がるとわかっていて、困らせる行動をとる。それがボーダーの一つの典型ですね。アスペルガーはこうすれば困るとわかっていなくて、結果的に困らせる行動をしてしまっています。

宮岡　本当は読みやすい、わりあい単純に判別できるということですよね。

内山　だから、深読みしなければアスペルガーかボーダーかはわかると思うのですが、妙に深読みする人が多くて、結果的にわからなくなっちゃうんです。

宮岡　深読みするから、かえって自閉症がボーダーに見えてしまう。なるほど。そういうことですか。

私は三〜四歳までの親子関係がきちんとしている人にボーダーはほとんどいない

▼**ポイント**

- 内面を見ない、ずっと自分の好きな話だけで終わってしまうというケースはかなりの確率で発達障害が疑われる
- 境界性パーソナリティ障害の子どもは対人交流はできるが、変わった行動をする。相手が嫌がるとわかっていて困らせる行動をとる
- アスペルガーはこうすれば相手が困るとわからず、結果的に困らせる行動をしてしまう
- 深読みは禁物。本当はアスペルガーとボーダーの判別はしやすい

と思っています。ですから、たとえば、親との離死別体験や家庭内離婚がなかったかを聞く。すると、親たちは仲がよく、夫婦で子育ても頑張っていたことがわかる。幼児期は良好な親子関係だったはずなのに、大人になったいま、どうして非常に衝動性が高い行動をとるのだろう。パーソナリティ障害の軸では捉えられないような気がしていたんです。だから、パーソナリティ障害の軸では捉えずに、何かほかのアプローチをすべきなんじゃないか考えていました。

内山　よい方法だと思いますね。

宮岡　そう考えると、そういう人を入れる診断の引き出しがないのです。

内山　昔はなかったですからね。

宮岡　だから発達障害という概念が出てきて、「ああ、この人はここへ入れられるかもしれない」と思いました。やっと引き出しが見つかって安心した、みたいな。

内山　おっしゃるとおりですね。ストーリーがうまくつくれないのが発達障害です。

宮岡　そうですよね。ボーダーはストーリーが見えるところがありますから。だから、鑑別はそれほど難しくない気もするのですが、実際には誤診の可能性もありえます。

内山　境界性パーソナリティ障害も診断基準が多数あって、DSM的にチェックリストでやるのか、分析的にやるのか、あるいは統合失調症との境界というかたちで昔からのやり方で診断するのかによって、ずいぶん違ってくると思います。視点に

▼ポイント

- 三～四歳までの親子関係がきちんとしている人に境界性パーソナリティ障害はほとんどいない
- ストーリーがうまくつくれないのが発達障害。境界性パーソナリティ障害はストーリーが見える

よって診方が違ってくるのですね。

つまり、パーソナリティという視点で見ればパーソナリティ障害なんだけど、発達という視点から見ればアスペルガーで、どちらでも間違いではありません。だから、誤診とも言い切れないし、合併とも言い切れないです。

ウィング先生はどちらの診断名にしたほうが治療的に実があるか、治療的な指針が立つかという視点で考えておられます。僕はアスペルガーと診断するほうが治療指針を立てやすいので、アスペルガーとの診断名をつけています。スキゾタイパルあるいは境界性パーソナリティ障害と診断しても、僕には治療指針が立てられませんから。逆に境界性パーソナリティ障害がご専門の先生方は、境界性パーソナリティ障害と診断したほうが治療指針が立てやすいだろうと思います。とても難しいところですね。

宮岡　ここは大事な点かもしれないですね。境界性パーソナリティ障害の治療をあまり専門的とはいえない、たとえば通常の外来診療のなかで行うとき、精神療法的にやろうとする立場と、当面の社会適応の最低限のアドバイスでやろうとする立場の二種類があります。ASDへの対応と似ていますよね。

内山　そうですね。リミット・セッティングして、具体的な診断をディレクティブにやるというのであれば、けっこう似ていますね。

治療技法によって経過や結果は違ってきます。たとえば、精神内界をすごくいじ

▼ポイント

- どちらの診断名にしたほうが治療的に実があるか、治療的な指針が立つかという視点で考えるのも一案
- 治療技法によって経過や結果が違ってくる。たとえば、精神内界を深く考えさせる治療ではアスペルガーはより悪くなることがある

るような治療をすれば、おそらくアスペルガーはより悪くなる。でも、境界例と診断してプラクティカルな治療をする先生だったら、どちらの治療法でもアスペルガーにとってはそれほど違わないから、悪くはならないでしょう。むしろそのほうがよいかもしれないですね。

宮岡　境界性パーソナリティ障害の典型例について、「手首切って、薬飲んだらボーダー」と思っている先生方がけっこう多いのが気になっています。典型例は「先生、いまから死にます。でも、場所は教えません」と電話をかけてくる人だと、私はときどき講義で言っています。つまり相手を金縛り状態にさせてしまうのが「他者への操作性」の典型だと思います。本人は操作しているとは意識していないのですが、結果的に周囲を操作することになっている。発達障害の人はこういう言い方はしないですよね？

内山　絶対にしないですね。

宮岡　そういうコアのところを診ていって、両者を区別はしなければならない。たとえ治療法は同じだったとしても、区別はしなければならないだろうと思うんです。

内山　そうですね。先生がおっしゃったように、操作的なところに焦点を当てて診断すれば、ボーダーはむしろ発達障害の対極にあると考えていいかもしれません。

宮岡　そうですよね。

内山　相手を操作的に困らせる点ではボーダーはサイコパスに近いです。発達障害

▼ポイント

- 「他者への操作性」に焦点を当てれば、境界性パーソナリティ障害と発達障害は対極にある

■サイコパス（psychopath）
精神病質者。反社会的人格を意味するが、現在この用語は用いられていない。

は、相手を困らせようと意図していないのに結果的に困らせてしまうのですが、サイコパスや境界性パーソナリティ障害の人は、操作的に困らせる。そういう違いも大きいですね。

宮岡　でも一方で、ボーダーの操作的診断基準に「感情不安定」と書いてあるように、きのうまですごくアツアツだった恋人が、何か冷たいことを言ったら、突然「手首を切った」などといったことが起こる。急に不安定になってリストカットしたという表面だけを見たら、当然ASDもありえますよね。

内山　もちろんありますね。そういうときは区別がつかないです。だから、たぶんDSMのボーダーの診断基準にも並列して書いてあるのだと思います。リストカットをして、急に不安定になって、と。そういう人はアスペルガーにいっぱいいるし、DSMのボーダーの診断基準でいえば「慢性的な空虚感」もアスペルガーにもあります。

だから、診断のどこに焦点を置くか、どの面からやるか、ですね。DSMのボーダーの概念は寄せ集めなんです。昔はカーンバーグの境界性人格構造や外来分裂病のような概念がいろいろありました。それらは基本的に特定の研究者が、特定の理論に基づいて「これがボーダーだ」と主張していて、それぞれにきちんとコアとなる部分がありました。でもDSMはあくまで統計であって、いろいろな症状を寄せ集めてきて「何項目中、何項目当てはまればボーダーにしましょう」というものだ

■**オットー・カーンバーグ（Otto Friedmann Kernberg）**
一九二八―。オーストリア出身。米コロンビア大学教授。一九七五年「Borderline Conditions and Pathological Narcissism」を発表するなど、境界性パーソナリティ障害の治療に貢献した。妻は児童分析家のパウリナ・カーンバーグ

■**境界性人格構造（BPO）**
borderline personality organization

から、そもそもコアがないんですよ。

宮岡　コアがないですね。ＤＳＭだけでボーダーラインを理解して、短時間の診察で片づけている人に「じっくり面接しなさい」と言っても、何を聞いてよいのかわからないでしょう。時間をもてあましてしまうだけでしょうね。

内山　何を聞いてよいのかわからなくて、時間をもてあましているうちに、終わってしまうかもしれませんね。

宮岡　現実にそういう問題も起こっていると思います。

■外来分裂病・外来統合失調症（ambulatory schizophrenia）
いわゆる「境界例」と呼ばれてきた状態には、大別して統合失調症と神経症の間に位置づけられるような症状を有する場合と、特有の人格構造や人格障害を意味する場合がある。前者は偽神経症性統合失調症（pseudoneurotic schizophrenia）〔Hoch & Polatin〕や外来分裂病・外来統合失調症〔G. Zilboorg〕などに類似し、後者の代表は境界性人格構造〔O.F. Kernberg〕である。

【合併と鑑別――強迫性障害】

自閉症スペクトラム寄りの強迫と強迫性障害寄りの強迫とでは治療法が違う

宮岡　強迫性障害に関しては、よく聞けばわかるものなのですか。たとえば、自分の考えや行動が不合理なものであるという自覚、いわゆるクリティークがあるかどうかとか。

内山　はい。強迫に関しては、基本的に自閉症の同一性保持、あるいはイマジネーション障害との境が曖昧ですよね。自閉症者のクリティークに関して言えば、初期の八〇年代や九〇年代は自閉症の子はどこにでも物を並べている、クリティークはないといわれていました。だから簡単に鑑別できた。でもいまはアスペルガーと話していると、クリティークはあるんですよ。「したくない」「違和感を感じる」。

宮岡　「でもやっちゃう」なんですよね。

内山　そう、でもやっちゃう。だから、ＡＳＤの強迫と本来の強迫の境目は、非常に曖昧なんです。

宮岡　本来の強迫のほうも、クリティークがあまりなくても強迫というようになってきました（笑）。

▼ポイント
- 自閉症者にクリティークはある（したくない、違和感を感じる、でもやっちゃう）
- ＡＳＤの強迫と本来の強迫の境目は、非常に曖昧

内山　そうなんです。だから強迫スペクトラムという考え方も出てきたでしょう？
宮岡　ああ、そうですね。
内山　たとえば、アダムスの強迫についての考え方は、僕らからみると、もともとアスペルガーなんですよ。強迫性障害の一部の症例はＡＳＤなのだと思います。
宮岡　ああ、またグチャグチャになるなあ。
内山　だから「これ」と入れ込んでしまうと、症候学がクリアではなくなってきます。たぶん現実はそうなのだと思います。ウィング先生は「自然は境界をつくらない」とよく言いますが、クリティークのある／なしなどで、そんなにクリアに区別することはできないと思います。
宮岡　そうなると治療も変わってきますよね。より自閉症スペクトラム寄りの強迫と、強迫性障害寄りの強迫とでは、治療法は違ってくるのでしょうか。
内山　自閉症スペクトラム寄りの強迫の基本は構造化、つまり環境調整ですね。本人にとってすっきりした環境をつくってあげること。環境をわかりやすくすることです。本人の不安レベルを下げる。見通しをつける。要するに、僕の言葉で言う「自閉症支援」が第一です。まず自閉症に対する支援を行う。それによってずいぶん変わってきます。支援があるとないとでは、症状レベルの強迫の強さはずいぶん違います。曝露反応妨害法をやる前に自閉症支援をする。ややこしいＣＢＴをやる前に「とりあえず構造を少し楽にしてあげようよ。これでけっこう改善するんじゃない

■ポール・アダムス（Paul L. Adams）
『強迫的な子どもたち』（一九八二）の邦訳がある。四十九名の強迫症状のある子どもたちを詳細に検討し、彼らの幼児期は自発性がなく、不自然で追い詰められているとした。

■自閉症支援
自閉症の障害特性を理解し、自閉症のままで社会のなかで共生しようとする支援。障害特性から生じる不利益が最小限になるよう、環境を調整したり教育の方法やコミュニケーションの取り方などを工夫する。構造化や視覚情報の活用などが挙げられる。

■曝露反応妨害法
不安障害の患者に対し、その不安の原因にあえて直面させ慣れさせることにより不安を弱める「曝露法」と、不安を軽減させる目的で行われる習慣的行動を止めさせ、回避行動をしなくても不安が減少するようにする「反応妨害法」の二つを組み合わせた治療法。強迫性障害などへの有効な治療法とされている。

の?」と思います。

宮岡　うつ病はCBTブームですが、自閉症スペクトラム寄りの人にうつ病のCBTを実施した場合はどうなりますか。

内山　僕はCBTの専門家じゃないのでやり方が下手なのかもしれませんが、うまくいったことはないですね(笑)。

宮岡　どこが引っかかるのですか。枠組みがきつすぎるのでしょうか。

内山　きつすぎます。結局、言語能力も要るし、注意力も要るし、内省力も要るんです。でも、アスペルガーは基本的に内省は不得手ですから。

宮岡　そうですね。アスペルガーの患者さんは内省が苦手だし、コミュニケーションにも障害がありますからね。確かに安易にCBTを導入すべきではないという点は重要だと思います。本当のCBTの専門家はそのあたりがよくわかっているのでしょうけれど、最近のCBTブームは理解の浅い治療者を増やしていますからね。

内山　単純にまず構造化と不安を下げる、負担を下げる、というのは、アスペルガーもうつ病の患者さんも同じだと思います。

▼ポイント

- 自閉症スペクトラム寄りの強迫の治療は構造化、つまり環境調整(本人にとってすっきりした環境をつくる、環境をわかりやすくする、本人の不安レベルを下げる、見通しをつける、など)が基本

【合併と鑑別――拒食症】

ＡＳＤの合併は昔のシゾイド的な人に多い

宮岡　いまの流れで強迫はすごくわかる気がしますが、ほかの疾患についても少しうかがいたいです。食思不振症、拒食のなかにも、かなり注意して診たほうがいい方がいるのでしょうか。

内山　そうですね。拒食に関しては二十年以上前からギルバーグが言っていますね。当時はぜんぜん違うと僕は思っていたんですよ。都立梅ケ丘病院で思春期病棟をもっていたのですが、典型的な拒食症と自閉症はぜんぜん違っていました。だからギルバーグの説はおかしいと思っていたのですが、近年は、実際にそういうケースをけっこう診るようになりました。いま振り返ったら、昔「ボーダー＋拒食」という診断をつけた子のなかには、「ＡＳＤ＋拒食」の子もいたかなと思います。非常にリジッドで、対人関係も乏しくて、ひたすら体重を減らすことやカロリーを制限することだけにこだわります。

宮岡　拒食といっても、いまは過食も交じったりして、どのような症例が典型的かというのがわからなくなってきている気がします。かつては分裂気質、シゾイドというか、対人交流が下手で、冷たい感じのする女性の拒食症が典型と考えられてい

■クリストファー・ギルバーグ（Christopher Gillberg）
一九五〇―。スウェーデン・イェーテボリ大学教授。発達障害研究の第一人者。一九九六年に発表した論文で、青年期発症の拒食症患者のうちアスペルガー症候群や自閉症様状態を示すものがあったと報告するなど、かねてより発達障害と拒食症の関係について言及してきた。

■都立梅ケ丘病院
現在の都立小児総合医療センター

たと思いますが。

内山　そうですね。シゾイド（統合失調症質）ですね。

宮岡　すごい拒食が典型ですよね。身長が一五〇センチで体重二十数キロみたいに、とんでもなく痩せちゃう。ＡＳＤの合併はシゾイド的な人に多いのですか。むしろ、いわゆる過食を伴う拒食症みたいな人に多いのでしょうか。

内山　僕は、昔のシゾイドのイメージですね。

宮岡　やっぱり、発達障害以外の精神疾患の診断はやはりわれわれ大人の精神科医がつけることになりますね。そのなかで発達障害の傾向を見出すのは、社会性、コミュニケーション、イマジネーションの三つ組の障害に感覚過敏を含めた四つの徴候のことをきちんと聞いていくということですね。

内山　ええ、それがメインですね。

【合併と鑑別――身体表現性障害】

身体表現性障害の心気的な症状は非常に多いが、身体に関するこだわり方が違う

宮岡　次は身体表現性障害についてです。いわゆる心気的な症状としてはどんなものが多いですか。

内山　身体表現性障害の心気的な症状は非常に多いと思います。たくさんありますよね。そのなかで特に何が多いのでしょうか。

宮岡　子どもの場合では、頭痛や腹痛など不登校の子がよく口にするような普通の身体症状です。成人でも頭痛、腹痛は多いです。なかにはビツァール（奇妙）な感じがする人もいますね。特に所見がないのに、ずっと筋肉が痛いとか、肩が痛いとか、いわゆる不定愁訴です。

内山　「筋肉が柔らかくなったような気がする」と言う患者さんもいますよね。

宮岡　そうそう、あります。

内山　そうすると、簡単に「セネストパチー（体感症）」と診断してしまう人がいるんですよね。

宮岡　ああ、そうか。そうかもしれないですね。

■セネストパチー（cenesthesic schizophrenia）
身体のさまざまな部位の異常感を奇妙な表現で訴える症状を、症状名としてのセネストパチーという用語で表現し、それが単一症状性に持続する症例には、疾患概念としてのセネストパチーという用語を当てることが多い。前者を体感異常、後者を体感症と訳すこともある。一方、統合失調症、うつ病、脳器質性疾患などの一症状としてセネストパチー症状がみられることもある。

宮岡　私は若いころからセネストパチーにはこだわっていて、「このレベルではセネストパチーと言ってはいけない」と、よく病棟で言っていました。セネストパチーは体感の幻覚であり、言葉で表現できない感覚です。ただ、セネストパチーとも普通の心気症状ともいえない症状があって、なんとなくすっきりしない気がしていたんです。でも発達障害との関係もありうるなと思って、いまうかがってみました。

　普通の中高年でみられる心気症には、食欲がないとか、消化器症状や動悸、疲れやすいなどがありますが、分布はそんなに変わらないのですか。

内山　あまり変わりがないと思いますね。頭痛がしたり、動悸がしたり、お腹がゴロゴロ。いろいろ症状を訴えるけど、話を変えれば案外、変えられるんですよね。

宮岡　こだわりが弱いということなのでしょうか。アスペルガーはこだわりが強いはずですよね。

内山　身体に関するこだわりはあまりないみたいですよ。統合失調症の場合は、すごく執拗に訴える人がいますよね。ああいうタイプの人はアスペルガーにはあまりいない気がします。毎回、毎回、たとえば頭痛をいろいろ複雑な表現で訴えるので、薬は処方しますが、効かないです。「効かないね。やめておこうか」と言うと、「はい、やめておきます」です（笑）。

宮岡　「なんとかしてください」という強い要求はあまりないかもしれませんね。

内山　境界性パーソナリティ障害や統合失調症でしつこく訴える人はたくさんいま

すが、アスペルガーではあまりいません。それほど経験が豊富ではないので、たまたま診たケースがそうだっただけかもしれないですけど、すごく強く訴える人は少ないですよ。

宮岡　それと、感覚過敏が重なっている場合がありますよね。

内山　そうですね、感覚過敏が重なっているので、「ああ、過敏だよね」という話をして、「ちょっと休んでみようか」「薬を変えようか」とか言うと、案外すぐ納得します。マイナー（抗不安薬）やリスパダール一ミリグラムを半錠、三日に一回使うとか、その程度でなんとかなる人も多いですね。

宮岡　アスペルガーは一般に薬に弱いですよね。マイナーをたくさん服用して、それほど副作用もなく、なんとかなっている人はアスペルガーではない可能性が大きいのでしょうか。薬に弱いことを診断の指標にしてはまずいだろうけど。

内山　自分があまり薬を出さないせいもあるのかもしれませんが、マイナーをたくさん服用している患者さんはそんなに経験がありません。アスペルガーもいないわけではありませんが、少ないですね。

宮岡　うちの外来に来た患者さんのなかには、ぜんぜんよくならなくて、ベンゾジアゼピン系薬物を五種類も乗せられていた人もいます。

内山　五種類もですか！（笑）

宮岡　でも本人はわりあいケロッとしていました。徐々に増やせば大丈夫なのかな。

■リスパダール
一般名＝リスペリドン

内山　紹介されて来た人を含めて、多剤処方はあまり経験がないですね。何例かはありましたが、アルコール依存など、ほかの要素が入っている人です。

宮岡　うつが治らなくてどんどん薬を増やされ、多剤処方になって外来に来た人のなかにASDではないかと思える患者さんが何人かいたのです。それは私が大人の発達障害を気にかける出発点にもなりました。でも、発達障害は薬に弱いというから、あんなに薬を飲んでいるということは発達障害ではないのかなと思ったこともあるんですけど。

内山　アスペルガーは言語表現が下手ですから、的確な訴えができません。自分の体内感覚もたぶん偏っているから、「以前、精神科医から聞きましたか」と尋ねても、おそらく変な回答をすると思うのです。そうすると、これまでの治療の経緯や症状の経過をよく知らない新しい主治医はどんどん薬を重ねていくということになるのだと思います。

宮岡　確かに質問の理解や答えも十分ではないですからね。患者さんの話をそのまま理解していると、どんどん間違った方向に進んでいくような気がします。

内山　「じゃあ、違うお薬を入れようか」「もうちょっと増やしていこうか」と言って、徐々に多剤になっていったら耐性ができるから、多剤大量処方になりやすいかもしれないですね。

ちなみに、いま宮岡先生は多剤大量処方の患者さんのなかに何人か「この人は発

▼ポイント
- アスペルガーは言語表現が下手。的確な訴えができない
- 体内感覚が偏っているため、回答も適切ではない。患者の話をそのまま理解すると不適切な方向に進みかねない
- 多剤大量処方にもなりやすい

達障害，ＡＳＤじゃないか」と思う方がいたとおっしゃいましたが，具体的にどのあたりでそう思われたのですか。

宮岡　またうつ病の話に戻ってしまいますが，私が発達障害を疑ったのは「確かに抑うつ症状はあるけれども，ちょっとどこか違うぞ」と感じた人たちです。まず，典型的なうつ病の場合は一定期間経ったら治療しなくても症状がよくなってくることが多いです。最近は治療しなくても治りうるという考えがなくなってきたので，またややこしくなっていますが，それはともかくとして，本当の典型的なうつ病なら自然寛解するはずなのに，三～四年もうつが続いているんです。こういう方が多剤大量処方になって外来に紹介されることがあります。

三～四年うつが続いているので生活環境や性格的な問題点を探ったのですが，性格や環境には特に問題はなさそうだし，脳腫瘍などの体の病気もないし，うつの原因となるような薬も飲んでいない。どの引き出しに入れるのかがわからなくなって。でも，いろいろ話しているうちに，会社での対人関係にストレスを感じているとか，友人が少ないということがはっきりしてきました。さらに話をしていくと，何か妙な言動があるんですよね，「新しい服を買ったら，しばらく慣れなくて」とか。それで，こういう人は発達障害と捉えるべきなのかと考え始めました。あえて言えば合併だと思うのですが。

内山　なるほどね。

【合併と鑑別――知的障害と認知症】

知的障害があっても高齢者でも原則は同じ治すのではなく、困らないよう支援する

宮岡　知的障害との合併についても教えてください。知的障害はどの程度頭に置いておけばよいのでしょうか。

内山　DSM-Ⅳまでは知的障害の合併症は三分の二とか、わりと高い率で書いてありましたが、実際にはかなり少ないです。正常知能のほうが圧倒的に多いですね。知的障害の合併は、いまはむしろ例外と考えてよいと思います。

宮岡　そうすると、知的障害のほうが診やすいわけですよね。

内山　わかりやすいです。IQをとればすぐわかりますから。

宮岡　たとえば、IQがいくつ以下だと発達障害としてのアプローチがあまり奏効しないというのはありますか。

内山　IQは関係ないですね。構造化のアイデア、構造化の手法は、IQがゼロでも140でも使います。僕ら児童精神科医からみたら、IQが高くても低くても原則は同じです。大人の精神科医の先生方は、重症者はIQが低い人にも高い人にもいることを覚えていてくだされば十分だと思います。

▼ポイント
- 知的障害との合併はむしろ例外
- IQが高くても低くてもアプローチは同じ。IQにかかわらず構造化の手法

宮岡　先生は先ほど「自分探し」とおっしゃいました。これはたとえば高齢者の方の場合、認知症との鑑別が必要ということでしょうか。また高齢になってからうつや対人恐怖といった症状が出る方がときどきいます。なぜこの時期に神経症症状が出るのだろうと疑問に思うことがあります。発達障害と関係があるかどうかはわかりませんが、高齢者でも発達障害を頭に置いて診たほうがいいという例がありましたら教えてください。

内山　高齢者はほとんど診たことがないのですが、やはり認知症とは違いますよ。高齢者でも症状は同じです。たとえば、こだわりがあって、お風呂をすごくきっちり洗わないと気がすまないとか、ゴミを出す日を決めていて、収集日が変わっても以前と同じ曜日に出しているとか。

宮岡　高齢者でもやはり症状は同じなのですね。

内山　むしろ年齢による差はあまり受けません。高齢になってくれば全般的に認識機能は低下するかもしれませんが、いわゆる普通の老化みたいに円熟してくるのではなく、ずっと同じパターンなのが一つの特徴だと思います。そういう人が自分探しになり出すと本当に徹底的にこだわります。僕の本を全部読んでいたり、本当に徹底していますよ。

宮岡　そうすると、六十歳以上の人を高齢者と言ってしまってはお叱りを受けるだろうけど、六十歳以上の人ならあまり臨床で問題になることはないと言ってよいの

■**自分探し**
自分がしっくりこず、本当の自分を探している（→七頁も参照）。

▼**ポイント**
- 高齢者でも症状は基本的には同じ。年齢による差はない
- 高齢者が自分探しを始めると徹底的にこだわる

ですね？

内山　老人施設などではこだわりが強すぎる入居者がいてトラブルになったりすることがありますが、臨床の場ではあまりないと考えてよいと思います。

宮岡　こだわりすぎる高齢者というのは、昔からその傾向があったのでしょうか。

内山　そうですね。僕は知的障害の施設にいたことがありますが、五十歳代、六十歳代、七十歳代と、やはり同じようにすごくこだわりが強くて、いろいろなトラブルの原因になっている患者さんがいました。明らかにほかの人たちと違うんです。

宮岡　そういう方へはどんな治療をするのですか。治療のしようもないのでしょうか。

内山　治療法は特にないので、こだわりを認めるのがいちばんです。

宮岡　こだわりを認めてあげるだけでも、少しは気持ちが楽になることはありますよね。私は研修医のころ、「パーソナリティ障害と診断された方の治療では、祖父母まで生育歴や生活史を聞け」と教えられたことがあります。母親と本人の関係は、祖母と母親の関係を写しているなどというのが主な理由でしたが、いまから考えると、発達障害関連の人が三代続いていたという例もあったのかもしれませんね。

内山　あると思います。アダルトボーダーと言われた患者さんのなかに、いまにして思えば明らかなアスペルガーだという人がたくさんいます。そういう人はおばあちゃんも変わった人だったり、娘も拒食症というように、家族性がありました。対

▼ポイント
● 高齢者のこだわりに対する治療法は特にない。こだわりを認めてあげる

人関係の苦手さが続いている程度だったケースは、アスペルガーが入っていたのではないかと思います。

宮岡　年齢がある程度高い方でも、難治だったり、ちょっと違う症状があれば、いちおう発達障害という軸も考えてみたほうがよいのは確かですね。

内山　そうですね。いま先生は「難治」とおっしゃったけど、難治という視点で診ると確かに難治ですね。でも、治そうとするから難治になってしまうので、認めてしまえばいいんですよ。治そうとせずに認めて、患者さんが困らないように環境設定を変えると考えればよいのです。なんとしても幻覚や強迫をなくそうとして、よけいに物事をこじらせているのが専門家なのかもしれません（笑）。

宮岡　すぐ結論が出る議論ではないかもしれないですけど、確かに難治性うつ病と言うときの「難治」は治ることが前提ですからね。

内山　たとえば、うつ病ならもとの状態に戻すための治療が必要です。でも、発達障害は生まれつきの特性ですから、治る／治らないというものではありません。その点がほかの障害や病気とは違うところですね。治そうとするのではなく、社会生活で困らないような支援をすることが大切です。

発達障害が入ってきて大きく変わったのは、治療の概念だと思うのです。症状を減らすことだけが治療ではないというのが、発達障害の治療の基本とも言えますから。

▼「難治」なのか
- 治そうとするから難治になってしまう
- 幻覚や強迫をなくしたり治そうとするのではなく、患者が困らないよう環境設定を変える、日常生活で困らないよう支援することを考えるべき

▼ポイント
- うつ病ならもとの状態に戻すための治療が必要だが、発達障害は生まれつきの特性。治る／治らないではない
- 発達障害の治療の基本＝症状を減らすことだけが治療ではない

【診断――問診のしかた①】

まず四つの特徴のうちのいくつかを聞く どれか引っかかったら発達障害や合併を疑う

宮岡　診断の図式として、いわゆる精神現在症をきちんと評価して、意識、知能、知覚、思考過程、思考内容、気分、意欲を評価しておいて、そこからさらに身体因、内因、心因を診ていくという手順を踏んで診断する方法と、ＤＳＭやＩＣＤをチェックリストのように用いて診断する方法のどちらかが用いられているようです。若い先生方はＤＳＭを使って診断する人が圧倒的に多いですね。ＤＳＭを使っている人に対して、せめてこういう部分に気をつけていれば、発達障害を見落とさずに済むといったアドバイスはありますか。

内山　要するに、ＤＳＭ的な「抑うつ気分はありますか」「はい」といった、浅い意味での記述現象的な聞き方は、高機能の人にはあまり役に立たないです。

宮岡　たとえばＤＳＭの発達障害関連の項目を問診しても、あまり意味がないのでしょうか。

内山　非常に聞きづらいです。問診の内容が子ども中心ということもあるし、しかも言葉として非常に不自然ですよね。僕のイギリス人の友人は「あれは特殊なアメ

■精神現在症
精神症状は意識、知的機能、知覚、思考過程、思考内容、気分、欲動などに分けて、異常の有無とその内容を評価するのが一般的であり、これを精神現在症と呼ぶことがある。

リカ語。イギリス人にもわからない」と言っていますよ（笑）。確かにそうなのです。

宮岡　そうすると、DSMのように非常に簡略化されたもので診断をつけている人も、発達障害に関しては、本書で紹介しているように、基本的な症状は聞いておきなさいということですね。DSMの診断基準だけでは問題は解決しないですからね。

内山　ポイントはやはり発達歴になりますよね。そもそも年齢によっても知的能力によっても違うのに、九～十項目に当てはめて診断をつけるのは無理です。発達障害の人はゼロ歳から百歳まで、IQゼロから150までいるのに、それを同じ質問、しかも十項目程度でカバーできるわけがないのです。

宮岡　できないですよね。たとえば大うつ病性障害でも、十歳と六十歳に同じ質問をして、答えが的確に返ってくるはずがないとわかっていながら、皆やっています。

内山　そもそも無理がありますよ。

宮岡　われわれはよく、意識、知能、知覚というふうに分けて、たとえば高齢者なら「憂うつだ」と言っておられても、少しボーっとしていないかをチェックするために計算をしてもらったりします。同様に、きちんと精神症状を順番に診ていく人にとっては、ひと通りの現在症を評価したあとで発達歴を聞くようにしてもらえれば、発達障害を見落とさずにすむかもしれませんね。

　すでに症状の段階で典型的な妄想とは少し違うといったことが聞き出せていれば、次は成育歴ですか。それとも発達障害の症状を聞いたほうがよいですか。

内山　やはり、まず症状を聞いたほうがよいですよね。発達障害の症状はまた違いますから。特に感覚過敏は普通の問診ではあまり聞かないでしょう？　感覚過敏やこだわり、あるいはペダンティックな会話をするかどうかなど、そういう発達障害の基本的な現在症も頭に入れて問診をしたり、行動観察をすることが大切です。

宮岡　発達障害の現在症というのは、再三、先生が言っておられる社会性、コミュニケーション、イマジネーションの障害プラス感覚過敏ですか。

内山　そうですね。それが基本ですね。それでちょっと怪しい、二つ三つ当てはまると思ったら、次に発達歴を聞きます。

大人の精神科医の先生方の多くは、社会性の障害をみると「イコール統合失調症」と診断してしまっているように僕には思えますね。

宮岡　結局は主な四つの特徴を聞いておきなさい、ということですね。

内山　そうですね。最低限、それら四つの特徴のうちのいくつかを聞いて、どれか引っかかったら合併や発達障害かもしれないと思ったほうがよいと僕は思います。

宮岡　両方とも当てはまれば合併と考えてよいのですね。わかりました。ＤＳＭもいい加減に使っていることも多いですからね（笑）。

内山　そうなんですよね（笑）。

宮岡　だから簡単に「当てはまる」と言っているけれど、きちんと問診したら案外当てはまらないということもよくありますよね。ＤＳＭのような簡単な診断ツール

▼ポイント
- 感覚過敏やこだわり、あるいはペダンティックな会話をするかどうかなど、発達障害の基本的な現在症も頭に入れて問診をしたり、行動観察をすることが大切

▼ポイント
- 社会性、コミュニケーション、イマジネーションの障害と感覚過敏について問診し、二つ三つ当てはまったら、次に発達歴を聞く
- それら四つの特徴のうちどれか引っかかったら、合併や発達障害を疑ってみたほうがよい

を使っても、しっかり問診をして診断しておけば、合併は合併と捉えることはできる。合併ではないものはきちんと区別して診断をつけておけばよいのですね。

内山　そういう理解でよいと思います。特に対人関係に問題があると統合失調症とつける先生もおられますが、よく聞いてみると、子どものときからそういう問題を抱えている。あえて統合失調症の概念を出さなくても、発達障害やＡＳＤで説明できるのなら、それで十分だと思いますよ。

宮岡　自分が知らないから統合失調症にしておこうという風潮があるように思えて危惧していたのですが、先生にうかがっていて、すっきりしました。そうすると、統合失調症の場合は合併に関しても、より慎重に考える必要がありますよね。

内山　そう思います。

宮岡　でも、ＤＳＭでは因果をできるだけ言わずに横断面だけで見ることになっています。どんなことで憂うつになっているのかはやはり問診で聞き出すようにしないと、診断をつけるのは難しいですよね。

内山　そうです。やはり因果は聞いたほうがよいですね。

▼**ポイント**
- 対人関係に問題があると統合失調症と診断をつける精神科医もいるが、子どものときからそういう問題を抱えており、発達障害やＡＳＤで説明できるのなら、あえて統合失調症とする必要はないだろう

【診断――診断基準①】

「物を並べる」などの操作的な診断基準をつくるより「こだわり」でくくったほうが本質をつかみやすい

宮岡 先ほどの問診のところでもお話しいただきましたが、そもそもＤＳＭのような箇条書きの診断基準は、どの程度使えるものなのでしょうか。

内山 発達障害に関しては、箇条書き診断は基本的に使えないと思います。発達障害はゼロ歳から百歳までありますす。ＩＱも測定不能から超高機能まである。男性と女性では当然違ってきます。ＤＳＭに代表される操作的な診断基準で診断できないのが、発達障害だと思うのです。

たとえば、ＤＳＭは「忘れ物が多い」とか「授業中、座っていられない」でしょう？ でも、忘れ物が多いといっても、子どもと大人ではね。

宮岡 ぜんぜん意味が違いますよね。

内山 だからウィング先生の診断基準は、社会性とコミュニケーションとイマジネーションなのです。アイテム診断はしないし、できないです。ハンス・アスペルガーも、いまのアイテム診断基準は出していません。出せないですから。ＤＳＭを信奉する先生方はたぶんアイテム診断が欲しいのですよね。

▼問診
↓一二六頁参照

宮岡　そうだと思います。

内山　だけど、発達障害の場合は、アイテム診断に頼るとうまくいかないのです。たとえば、ひと言で「こだわり」といっても、年齢によっては物に対するこだわりですが、年齢があがってくれば天文学に熱中するのがこだわりかもしれない。「物を並べる」といった操作的な診断基準をつくるより、「こだわり」という言葉でくくったほうがずっと本質をつかんでいるだろうと思います。

宮岡　DSMがいちばん大事にしているのは、科学性と称する評価者間一致度ですからね。一致を大事にしたら、レベルの低い診断方法になってしまう面もある。そのほうが評価者間の一致度を高められますから。

内山　ええ。単純に「幻聴がある／なし」なら一致しやすいですからね。

宮岡　結局、誰がやっても診断が一致するようにつくっているのがDSMではないかと思います（笑）。

内山　専門性を無視しているわけですものね。

宮岡　さらに言えば、発達障害を含めた精神疾患が、どこまで評価者間の信頼性を重視して症候学がつくれるのか、その評価者にどのレベルを求めるかは、再考すべきと思います。無理につくろうとすると、かえって失敗する面が出てくる気がしてならないのですが。

内山　そうですよ。無理に無理を重ねてつくっている気がします（笑）。

▼ポイント
- 発達障害はアイテム診断に頼るとうまくいかない
- 操作的な診断基準より「こだわり」という言葉でくくったほうがずっと本質をつかんでいる

宮岡　たとえば、うつ病は私の頭の中に鋳型があるので、DSMは参考にする程度でよいのだろうと思えます。でも自分が知らない発達障害を診るときには、最初のころはやはり、ついDSMを頼ってDSMでチェックしてしまっていました。となると、以前の私が発達障害をDSMを用いて診ていたのはうつ病をよく知らずにDSMで診断している人と同じかと思ったら、これはちょっとまずいなと思って。

内山　そうですよね。必ずケースから入っていかないと。診断基準から入っていくと、ときとして大きな間違いをおかします。

内科の先生方がへべフレニーをうつ病と診断してしまうことがよくありますよね。DSMでチェックすると、確かにうつ病になってしまうのですね。それと同じことです。

精神科医は統合失調症のへべを何人も診ているだろうから、うつ病ではないとパッとわかるわけだけど、内科の先生方にはわからない。臨床的な経験があるかないかの違いです。

宮岡　DSMもよく見ると、「注意書き」にはきちんと「一定以上の知識と臨床経験を要する」といったことが明記されているんですけどね。

内山　そこはクレバーに書いてありますが、誰も読みませんからね。

宮岡　読まないですね。小さくてハンディな本をポケットに入れて使うから。

▼ポイント
- 必ずケースから入ることが必要
- DSMのような診断基準から入っていくと、ときとして大きな間違いをおかす

【診断――診断基準②】

「ちょっと変だな」と感じて現在の問題が過去とつながっていたら発達歴を聞く

宮岡　私が発達障害の出発点で引っかかったのは、「生活歴を聞きましょう」というのがすぐに出てくることでした。でも、お話をうかがっていて、きちんと症状をとって、少しでも引っかかるところがあったら、発達歴まで遡ることの重要さが理解できました。発達障害に限らず、発達史は聞かなければならないことがありますよね。たとえば、私は普通のうつでも、親子の離死別は必ず聞きます。ただ、より引っかかるところがあったら、ＡＳＤを頭に置いた視点で聞かないといけないだろうと思っています。でも、現実問題として臨床の場で全部を聞くのは難しいですよね。「こういう人には聞きなさい」という指針はありますか。

内山　発達障害では現在の問題は必ず過去の問題とつながっているんです。ですから現在のことから、だんだん遡って過去のことに興味がいけばいいわけで、現在の問題と過去の問題が特につながっていない患者さん、たとえばずっと適応していて急に統合失調症を発症したといった患者さんには「お砂場」の話を聞く必要はありません。現在の問題が過去とつながっていると思ったときに、聞けばよいわけです。

▼ポイント
- 発達障害では現在の問題は必ず過去の問題とつながっている
- 発達歴は、現在の問題が過去とつながっていると思ったときに聞けばよい

たとえば解離があったら、虐待の可能性を疑いますよね？　それと同じようなことです。

宮岡　そうですよね。たとえば二十四〜二十五歳で、社会人になってからうつ状態になった人が来ました。そのとき精神科医はいままでなら基本的には「憂うつ」の気分や症状は聞きます。でも、私は講義で、「四十分の診察が終わった時点で、意識、知能、知覚、思考過程、思考内容、気分、意欲、その他の不安・強迫などの神経症症状まで把握していかなければならない。それが精神現在症だ」と教えています。たとえば、意識低下や知能低下のある患者さんが来たら、それが若い人であっても「100－7」をやらせて、器質性疾患や身体疾患を除外します。その次は幻覚や妄想を聞くようにと言っています。うつでも幻覚や妄想について聞きなさい、と。そうすると、主訴がうつでも統合失調症を疑わないといけない人が出てくるのです。

次に、うつ病の症状がどのくらいあるかを診る。うつ症状は確かにあって、場合によっては大うつ病性障害の診断基準に当てはまるぐらいの症状がある。いままで内因性うつ病という概念を使っていた先生方は、たとえばメランコリーの症状があればあまり生活史まで立ち入りませんでした。内因性という概念は私はほとんど死語だと思っているので、うつ病の症状を満たしたら、次にその人の症状がどの程度生活環境で説明がつくか、了解できるかを聞きなさいと指導しています。

よく話を聞いていくと、「確かにこういう環境の変化がある」とわかってきます。

それについて対応を患者さんと一緒に考えるとともに、うつが重症であれば抗うつ薬をきちんと説明したうえで使ったほうがよい、と言いますね。でも、環境や生活面で対処できるようなことがあれば、お薬を使ったとしてもやはり対処しなければならない。

その図式で入ってきて、うつはあるのに生活環境ではぜんぜん説明がつかないようなときに、より詳細に発達史を聞くというようなことになると思うのです。

内山　はい。そういう段階を踏むことになりますね。

宮岡　そういう手続きをきちんと踏み、そういう視点をもっていれば、乳幼児期の親子関係や「ごっこ遊び」などに遡る。いまの生活であれば、相手のことがどのくらい見えるかなど、いわゆる三つ組の症状を聞いていくという流れになるんですね。

内山　そうだと思います。そういう目で見てもらって、「ちょっと変だな」というときに聞いてもらえばよいのではないでしょうか。

宮岡　みんなが「発達障害、発達障害」と言っていて、それをどのように診断手順に生かしていったらよいのか、混乱しているような気がしています。外来ではどういう順番で問診したらよいのかな、とか。

内山　全員に発達歴を聞くべきだと言うつもりはないです。

宮岡　時間があれば全員に聞いてもいいけど、そういう時間はないし。といって、できないからと何もしなくなったらもっと困ります。

内山　そんなに難しく考えなくてもよいのではないでしょうか。「ちょっと変だな」と感じて、しかも現在の問題が過去の問題につながっていたら、発達歴を聞く。いたってシンプルだと思います。

宮岡　確かに。内山先生のお話をお聞きしていると、普通の臨床でちょっと考えるというのはそんなに難しくないように思えてきました。専門家になろうとしたら難しいだろうと思いますけど。

内山　児童精神科医はもともとマイナーということもあって、「自分たちにしかわからないんだ」というプライドがあるんですよ（笑）。

宮岡　「はい、そう感じることがあります」なんて言ったら怒られるだろうけど（笑）。

内山　特に日本の現状では、児童精神科医以外に子どもを診る機会そのものがあまりないですからね。

▼ポイント

- 「ちょっと変だな」と感じて、しかも現在の問題が過去の問題につながっていたら発達歴を聞く。いたってシンプル

【診断——問診のしかた②】

初診の四十分のうち二～三分でもよい発達障害に関連した問診をしよう

内山　宮岡先生がおっしゃるように、初診の四十分で意識を診て、知能を見て、そのなかで発達障害に関連した問診が二～三分入っているだけで、だいぶ違うと思います。

宮岡　だいぶ違いますよね。そう思う。すごく賛成です。

内山　やることが多いですから、二～三分でいいんです。それが現実的だと思いますし。

宮岡　先ほどの話で、うつの訴えで来た若い初診の人に「100－7は？」と計算をさせたりすると、怪訝な顔をする先生や学生がいます。普通に外来に来ている若い人になぜ認知症みたいな検査をするのかと言われますが、たった一分あればできるし、そこで引っかかる人が稀にいるので、やっておくだけでぜんぜん違います。

先生が言われたようなコミュニケーションや話し方のトーン、ジェスチャーについても気をつけて、ちょっと変だと思ったら、より詳しく聞けばいいのですよね。

内山　そういう視点をもっていれば、四十分のなかでも、たとえば幻聴や妄想を聞

▼ポイント
- 初診の四十分のなかで発達障害に関連した問診が二～三分入っているだけでかなり違う
- 話し方のトーン、ジェスチャーにも気をつけて、ちょっと変だと思ったらより詳しく聞く

いていても、話し方が変だとか、幻聴ではなくもっと違う問題かなと気づくことがあると思います。それだけでぜんぜん違うと思いますよ。

宮岡　そうなんです。うつ状態で来た人の鑑別診断には若い人でも認知症が含まれる。だから、発達障害という軸も鑑別あるいは合併ということで入れておきましょうね、ということです。そういう意味で発達障害は、私にとって「黒船」なんですよ。従来の症候学とは違うものが入ってきたので。

内山　従来の症候学にはそれがまったくありませんからね。

宮岡　鑑別の難しい人がなかにはいるかもしれないけど、私は大人の精神科医として、やはり統合失調症はきちんと聞いて、きちんと症状がある方は統合失調症だと思うのですが、どこか統合失調症の典型例とは違うというところが気になる場合は、ほかの疾患を念頭に置いて問診をするようにしています。

内山　精神科医というのは、統合失調症や典型的なうつ病を知っているわけです。神経症も知っていて、それとは違った「当たり」があるというのもわかりますよね。いままでモヤモヤしていたことがあったと思いますが、その全部ではないけれど、何割かは発達障害です。そういう括り方で伝えていくのがよいと思います。そういう視点があるとクリアになりますよ。「ああ、そうだったのか」「ああ、こうだったのか」と思われるはずです。

▼ポイント
- 統合失調症や典型的なうつとは違うという印象をもつケースの何割かは発達障害。発達障害も鑑別診断に加える

【診断――テストや評価尺度】

評価尺度は本来，臨床経験がある人が使うべきもの
「診断基準にこれだけ当てはまったから」は間違いのもと

宮岡　できない医者ほど自分が知っている病気の範囲で診断をつけようとする傾向がありますね（笑）。ＤＳＭは鋳型になる統合失調症をあまりもっていませんからね。

内山　ああそうか。ティピカルがないのですね。

宮岡　だから，該当する症状がいくつかあったら「統合失調症でしょう」になってしまう。うつ病もコアがないんです。だから「どこか違う」という感覚をもちにくい先生方が増えている。そこがすごく問題だと思います。

内山　「ＤＳＭにこれだけ当てはまったから，まあいいか」みたいな感じですね（笑）。

宮岡　ＤＳＭ世代の先生方はＤＳＭに当てはまったら，即うつ病と診断してしまう傾向にあるような気がしています。典型的とか非典型的という考え方をあまりしませんからね。

内山　僕は日ごろからＤＳＭは嫌いだと公言していますが，でもいい面もありますよね。

ＤＳＭもきちんと使えばよい面はいっぱいあるんですけどね。

宮岡　ＤＳＭという嵐を日本はまだどう処理していいかわかっていない気がします。医学部の講義でもＤＳＭを使うと、従来のうつ病概念との整合性の説明に、本当に困っています。

内山　イギリスにいたときに思ったのですが、向こうの精神科医はあまりＤＳＭを見ないですね。

宮岡　イギリスはあまり使わないですよね。

内山　「あれはアメリカンだからね」というひと言で片づけてしまって（笑）、いわゆる伝統的診断を使っている人がほとんどです。

宮岡　ドイツの精神科医たちも「ＩＣＤは参考にする」程度でしたよ。統計をとるときはＩＣＤを使うそうです。

内山　統計をとるときですよね。アメリカは別かもしれないけれども、日本の精神科医はＤＳＭを大事にしすぎますよね。

宮岡　私もＤＳＭの流れに疑問を感じていますが、「ＤＳＭを使うんだったら、二枚舌で使わないと無理だよ」と言っています。データをとるときはＤＳＭを使うしかありませんから、そのときはしかたなく使っています。

内山　発達障害に関してはＤＳＭは矛盾が多いですからね。僕に言わせれば、改訂されたＤＳＭ-5でさらに悪くなっています。

宮岡　ある程度共通の症例を抽出するのに必要というのは認めざるをえないけれど

も、臨床では役に立ちませんからね。

内山　僕もDSMに関しては言いたいことが山ほどありますが、このへんでやめておきましょうか（笑）。

宮岡　発達障害にはPARSなどいくつかアセスメントツールがありますが、精神科ではどのくらい使えるものなのでしょうか。

内山　DSMの話と共通しますが、やはり臨床的に経験のある人が使うかどうかによってずいぶん違ってきますね。

宮岡　そうでしょうね。

内山　それに自記式のテストの場合は、被検者である患者さんの側に内省があるかないかによってもずいぶん違ってきます。マススクリーニングとして疫学的に使ったり、大学生のアスペルガー傾向を見るといった面には使えるのですが、一対一のクリニカルなセッティングではあくまでも参考程度ですね。

臨床ではやはりクリニシャンの判断が重要になります。SRSなどの尺度がありますが、臨床判断が優先されるのはどれも同じですよ。内科や小児科、あるいはプライマリケアの先生、あまり経験のない研修医がその尺度に拠って検査結果を鵜呑みにしてしまうと、間違った診断をしてしまいます。たとえば統合失調症の抑うつ状態でも、うつ病になってしまいますから。

宮岡　テストや評価尺度は、よくわかっている人でなければ使ってはいけないとい

■PARS
→五七頁参照

■SRS（Social Responsiveness Scale）
対人応答性尺度。患者の行動の特徴を親または教師が回答する質問紙式の評価尺度。①対人的気づき、②対人認知、③対人コミュニケーション、④対人的動機づけ、⑤自閉的常同症の五尺度・全六十五項目により、対人交流などの行動について評価する。

うことになるのでしょうか。

内山　本当のところはそうですけど，よくわかっている人以外使えなくなってしまっても困ります。数例はケースをやっていることでしょうね。それも無理なら，せめてＤＶＤを見て勉強してください。

僕は臨床心理士の卵たちにビデオを使って教えていますが，アスペルガーと統合失調症のインタビューを見せると，典型症例については大学院生レベルでもわかりますよ。「この人はアスペだ」「この人は統合失調症だ」と，明らかに違いに気づきます。言語ではうまく表現できなくても，映像ならたいていわかります。映像による教育も大事だと思います。

精神科の先生方は自分なりの臨床経験があるのですから，少し学習すればパッと見ただけで「ああ，これは確かに統合失調症と違う」とわかるはずですよ。

【診断――診断のテクニック】

自閉症は刺激してその反応をみることが大切
普通の人と目のつけどころが違うこともある

宮岡　先生が何度も言われているように、発達障害の診断は発達歴を聞くことが鍵となります。けれども、受診時に親が同伴できないなど、成育歴が聞き取れない患者さんも、なかにはいると思います。成育歴の聞き取りができない場合はどうしたらよいのでしょうか。横断面の症状をできるだけきちんと聞くことですか。

内山　はい、そうですね。横断面の症状をしっかり聞く。いろいろなテストをやってみるのもよいですね。たとえば公園でいろいろな人がいろいろな状況にあるという絵を見せてみます。絵のある一部分にしか反応しない人は自閉症の確率が高いです。

宮岡　テストについては先ほどPARSやSRSなどの名前が挙がりましたが、先生は何がいちばんよいとお考えですか。

内山　テストとは少し違いますが、直接観察尺度としてはADOSがいちばんよいですね。ADOSは対人コミュニケーションの偏りをキャッチできるように意図されていますから、パッと見てわからなくても、認知刺激を与えて反応をみる手法ですので、対人認知の問題を浮き彫りにすることができます。

■ADOS（Autism Diagnostic Observation Schedule）
自閉症診断観察検査

精神科の診断のなかにはいろいろな考えがあり、記述現象学的にきちんと観察して表情の違いなど多角的な観点から診断を下すという立場もありますが、自閉症に関しては刺激してその反応を見ることがとても大切です。患者さんを観察するだけでなく、たとえば絵を見せるなどしていろいろ認知刺激を与え、彼らがそれをどう情報処理するのか、そのフィードバックを見て診断するほうが確実だと思います。フィードバックを見て診断するためには、多少のトレーニングが必要ですが。

宮岡　一般の精神科医がすぐにできることではありませんけど、認知刺激を与えて反応を見ると診断がより確実なものになるという点は知っておいたほうがよいですね。ほかにはどんなテストがあるのでしょうか。

内山　ＰＦスタディ、風景構成法、ＳＣＴ、ロールシャッハなどですね。どれも一般によく使われるテストですが、反応がとても変わっているのです。一般の精神科外来のなかでけっこう使えるのではないかと僕は思っています。

宮岡　ロールシャッハやＰＦは普通の外来でけっこうやっていますが、反応がほかの精神疾患とかなり違うのでしょうか。

内山　ええ、反応がとても強迫的だったりするんです。風景構成法では全部縦線になったりします。

宮岡　全部縦線って、何が全部縦線になるのですか。

内山　風景構成法で山も縦、川も縦になるんです。あるいはバラバラに描くとか。

▼ポイント

- 患者さんを観察するだけでなく、認知刺激を与え、それをどう情報処理するのか、フィードバックするかを見て診断するほうが確実

■ＰＦスタディ(Picture Frustration Study)

絵画欲求不満テスト。日常で経験する二十四の欲求不満場面を絵で示し、その反応をもとに人格の独自性を把握する検査。

■風景構成法

中井久夫氏により考案された治療法。患者に画用紙上へ風景を描いてもらい、その絵に関する質疑応答を通して患者の性格などを探るもの。

■SCT(Sentence Completion Test)

文章完成法テスト。書きかけの文章から連想したことを自由に記入して文章を完成させる心理テスト。被検者の心的状況や対人関係がより広くかつ具体的に把握できる。

そういった変わった反応をする子がいますよ。
いま研究段階なのですが、たとえば映画を見せて、どこを見ているかをアイトラックを使って調べる方法もおもしろいです。普通の人が見るところとぜんぜん違うところを見ているのです。ぜんぜん違うところを見ていたら可能性は高いですね。
これもまだ研究段階ですが、同調性テストというのもやっています。たとえば、会話している動画を撮影し、本物の会話と偽物会話の映像をつくります。これを自閉症の人に見せると、偽物会話がわからなかったり、すごく成績が悪いのです。

宮岡　具体的にはどんなやり方をするのですか。

内山　たとえば宮岡先生と僕がある話題で話をしているところを三分間録画します。これを本物の会話Aとします。次に別の話題でまた三分間録画して、音声だけAの会話に入れ替えます。これが偽物会話Bです。そしてAとBを両方見せて、どちらが偽物かを当ててもらいます。Bは動画と音声が別物なので、変なタイミングで頷いたり、動作と会話がずれていて、明らかに不自然なんです。だから普通の人ならどちらが偽物かすぐわかるのですが、自閉症の人はそれがわかりにくいのではないかと考えました。
それでアイトラックを使ってチェックすると、普通の人とまったく違うところを見ているんです。たとえば背景とか。顔でも頰を見ているとか。目のつけどころがぜんぜん違うし、判断する素材が普通の人と違うんですよね。

■ロールシャッハテスト（Rorschach Test）
インクの染みでできた十枚の左右対称の図形が何に見えるかを問う性格検査

宮岡　そういうことがコミュニケーションの障害が起こる原因でもあるのでしょうね。診断の根拠になりうるかどうかの議論はこれから、ということですね。

内山　そうですね。そういう研究はたくさんなされています。ただ、そういう研究の欠点は、認知症や統合失調症の患者さんでは試されていないということです。統合失調症ではどうなるのか。これからやらなければなりません。

宮岡　統合失調症も同じ結果になる可能性もあるということですね。

内山　そうなんですよ。同じかもしれない。そこが重要なポイントです。

宮岡　精神科ではそういうケースが往々にしてありますよね。この病気に特異的なのかと思ったら、認知症でも同じ反応が出たとか。鑑別にどこまで使えるかという問題があります。

内山　そうですね。

宮岡　ＡＳＤの議論のなかで、参考にしやすい尺度や自記式については本書でどの程度紹介すべきかと先生はおっしゃっていましたが、自記式は偽陽性が多いですよね。

内山　特に自記式はそうですよね。ＡＱもインターネットで全部見ることができますから、勝手に自己診断している人もいて、数値が高くても低くても、あまり信用できないです。

■AQ（Autism-Spectrum Quotient）
自閉症スペクトラム指数。五十項目の自己記入式で、カットオフは二十六点。日本語版（ＡＱ-Ｊ）は二種類ある。

【男女差をどう考えるか】

女性はノーマルに振る舞うのが上手
潜在例は多いが，症状をなかなか訴えない

宮岡　一般にリスクとしては男性のほうが高いと記載している文献が多いようですが，男女差はどうでしょうか。

内山　最近では女性例がすごく注目されていますが，疫学調査ではまだ男性が圧倒的に多いです。

特に成人に関しては，うちのクリニックでも女性の受診者が増えてきています。まだ男性のほうが多いですが，半々に近くなっていますね。男女差はないのではないかと実は昔から思っていました。診断基準を男女で同じにしてしまうと男性が多くなってしまうと思います。女性には女性の診断基準があるべきです。

宮岡　男女が同じ診断基準だから，疫学的に男女差が出ているだけで，実際には以前から女性例も少なくはなかっただろうということですね。

内山　そうですね。女性は行動がそれほど衝動的ではないので気づかれにくいんですね。でも実際には，たとえば授業中にイマジネーション，白昼夢に浸っている子が多いということがだんだんわかってきました。それに，女性はノーマルに振る舞

▼女性に潜在例が多い理由
- 行動がそれほど衝動的ではない
- ノーマルに振る舞うことが男性より上手
- 暴力や多動などの問題行動もあまり起こさない
- 主婦業の要求水準は社会に出て働くより低いため，症状が目立たない
- 男性と同じ診断基準では見つけにくい。女性には女性の診断基準が必要である

うことが男性より上手なので、見つかりにくいのだと思います。

男性と違って一見ノーマルに振る舞えるし、暴力や多動などの問題行動もあまり起こしません。でも本人は違和感をもっていて、ヘルプを求めているのです。子ども時代は親が気づかないからヘルプを求めない。でも大人になって「やっぱり自分は変わっている」と思うようになる。不安や抑うつの症状が出たり、妊娠や出産をきっかけにうつが出て精神科を受診して気づく。そういったことで受診例が増えてきています。

男性の病気のように思われがちで、女性例はいままで軽視されてきましたが、実際にはけっこう多いのではないかと僕は思っています。

宮岡　男性に比べてストレスが少ないからと言っては偏見になってしまいますが、非常にシビアな環境に置かれる可能性は男性より少ないですよね。それが男女間で差が出ていたことに関係しているのでしょうか。

内山　関係はあると思いますよ。日本では結婚さえパッシヴにできるし、主婦業の要求水準は社会性の能力ということに関しては外で働くよりは低いから、症状が目立たないことはあると思いますね。

子どもを自閉症と診断したときに、母親が「私もそうじゃないかしら」と言い始めるというケースが最近、増えてきました。特に抑うつを合併している人がけっこう多く、「いままでは成人の精神科でうつ病の治療を受けていたけれども、子どもの説明を聞いていたら自分もそうだと思うから，こちらに代わってよいか」との申し出もだんだん増えてきています。

宮岡　女性のほうがより潜在例が多いかもしれないということでしょうか。

内山　そうですね。女性のほうが診断しづらいですし。先生がおっしゃるように女性の多くは潜在例です。そんなにペダンティックでもなく，普通に話します。でも，よく診るとノンバーバル・コミュニケーションに乏しいとか，打てば響く感じがないといった自閉症の特性はもちあわせているのですが，やはり男性よりはやりにくい，わかりにくい人が多いです。

宮岡　重症度はどのように考えたらよいでしょうか。一定の重症度以上は治療対象になるという問題とからむわけですが。

内山　重症度を規定するのは難しいですね。ASDもディメンジョナルなんですよ。マルチ・ディメンジョナルだから，社会性，コミュニケーション，イマジネーションの三軸に加えて，知的能力，感覚過敏，実行機能，注意力，本人の苦痛など，多次元で評価する必要があります。発達障害の三主徴である社会性とイマジネーションとコミュニケーションの障害と，感覚過敏を聴取したとしても，たとえば社会性の部分は男性と同じ物差しでは測れません。

宮岡　社会が求めるものが違いますからね。

内山　普通のお母さん，主婦として社会的に機能しているから軽症と診てよいのか。

でも、たとえばパートで働きに出ると職場でうまくいかないから中等症ととるのか、考え方次第ですよね。そういう社会的デマンドの問題があります。コミュニケーションに関して言うと、成人例では女性のほうがコミュニケーション能力は高いですしね。

宮岡　コミュニケーション能力が高ければ診断されにくいですよね。

内山　そうですね。イマジネーションに関しては目立ちはしませんが、それなりにこだわりはあります。男性のようにガチッとしたコレクションではないけれども、いつも同じ色の服を着ている、家を同じ色でコーディネートしているといった抽象的なこだわりはけっこうあることが多いです。でもよく聞いてみると、皆さん、つらい思いをしていますよ。自覚的なつらさという点では、必ずしも軽症とは言えないと思います。

宮岡　確かにどの精神疾患でもうまく共感できたときと共感できていないときとでは、症状の把握がずいぶん違ってくるように思います。気をつけなければならないのは、患者さんの自覚的な苦悩ですね。でも疾患としての重症度は、先生がいまおっしゃったようにマルチ・ディメンジョナルに検討しなければなりませんね。

　治療対象になるのは苦悩と社会機能でしょうか。

内山　治療も本当にケース・バイ・ケースですね。自閉症児の母親でほかの精神科からうちの外来に移ったお母さんの場合は、基本的にはうつがありますし。

宮岡　そういう場合はまず、うつの治療ということになりますか。

▼ポイント

- 結婚や出産を機に症状が顕在化することがある
- イマジネーションに関しては男性ほど目立たないが、それなりにこだわりはある
〈例〉いつも同じ色の服を着ている。家を同じ色でコーディネートしている
- 自覚的なつらさという点では必ずしも軽症とは言えない
- 教科書には載っていない変わった症状がたくさんある（短期間の妄想や幻覚、心身症的な頭痛、など）

内山　原則はそうだと思いますが，よく聞くと変わった症状もたくさんあるのです。たとえば，短期間の妄想や幻覚があったり，心身症的な頭痛があったり。

宮岡　すると症状が出ていれば，その症状に対して表面的にでも何かできることがあればやらなければならないのですね。

内山　やらなければいけないのだけれど，できることも少ないのですよ。もちろん抗うつ薬や抗不安薬を出したりしますが，たとえば一過性の幻覚には当然，効果はないですし。正直なところ，何もできていません。でも，社会生活や家庭生活はそれなりにできているので，本人の訴えを聞きながら，「そこには何もできないけど，うつの薬を出しておこうね」という感じの中途半端な治療にならざるをえなくて。もちろん僕の力不足もあると思いますが，女性の患者さんは教科書に載っていないような症状もけっこう多いですね。

宮岡　自覚的な苦悩度はどちらが強くなりやすいといった男女差はあるのでしょうか。社会機能は男性のほうが本来求められるものが高いことが多いから，苦悩も多いのですよね。

内山　自覚的な苦悩度の男女差については，あまり考えたことがなかったですね。う〜ん。でも，いま先生に聞かれて考えてみると，内省的な苦悩というか，自分が苦悩している度合いは，男性より女性のほうが強いかもしれないです。まわりが苦悩する，苦労するのは，男性のほうが圧倒的に多いですけど（笑）。僕の経験では，引きこもっている女性はいっぱいいますが、家族を悩ませる人はあまりいないです。引きこもりの男性は家族に暴言を吐いたり乱暴したりで、家族を巻き込む例が多いのですが、女性にはそういう問題はほとんどありません。

宮岡　環境が許容してくれないからという面が強いのでしょうね、きっと。女性患者への対応で、特に気をつけなければならないことはありますか。

内山　女性は症状をなかなか訴えないです。聞き出さないと言いませんからね。こちらが積極的に聞き出す頻度は女性のほうが強いかなと思います。

宮岡　女性は聞き出さないと症状を言わないですか…。

内山　僕が男性ということもあるかもしれないけど、やりやすいのは患児の母親ですね。子どもとラポールがついているから、お母さんとも話もしやすいです。大人になってから本人だけで受診してきた女性患者さんのなかには、相性が合わなくて、最後まであまり聞き出せず、第三者から聞き出すしかないこともあります。

宮岡　うまく聞き出すコツってあるのでしょうか。

内山　あるかもしれませんが、僕にはよくわかっていません。時間をかけるしかない。何回も来てもらって、薬を出したり話をしたりしながら、急がないでじっくりやる。時間や期間をかけて少しずつ聞き出すしかありません。趣味や日常生活のことなど、症状以外のことから入っていくことも多いです。休日はどうしているのかとか、主婦の方なら家事や子育ての話題から症状を探ったりしながら信頼を深めた

▼ポイント

- 引きこもっている女性はたくさんいるが、家族を悩ませる人は少ない（男性の引きこもりは家族への暴言や暴力が多い）
- 女性は症状をなかなか訴えない。積極的に聞き出す姿勢が必要である

▼上手に聞き出すコツ

- 急がず、じっくり時間や期間をかけて少しずつ聞き出す
- 趣味や日常生活のことなど、症状以外のことから入っていくことも多い
- 休日の過ごし方を聞いたり、家事や子育ての話題から症状を探ったりしながら信頼を深める

りします。

宮岡　医師も女性だったら，少しは違うのでしょうかね。

【プライマリケア医、産業医の対応】

仕事そのものはできる人が多い
適材適所で能力を発揮できる環境整備を

宮岡　プライマリケア医が気づかなければならないのかという問題もあるし、産業医が職場で気づいたとしても紹介する先がないといった問題もあると思いますが、まずは、プライマリケア医や産業医の先生方が気づく方法、気づいた際の対応について教えてください。

内山　今回の対談が決まったときにも思ったのですが、この問題は非常に微妙ですよね。いま、プライマリケア医もうつを診ることになってしまいましたよね。それはしかたがないとは思うけど、うつを診るのなら、発達障害も診るということになるでしょう?

宮岡　ええ、そうなると思います。

内山　うつをプライマリケア医が診るという時点で、実は発達障害も診なければならないという話なんですよ。そこまで織り込んでよいのかという点については、多少問題だと思っています。精神科医が少ないからと言われればそのとおりかもしれないけど、そもそも内科医の先生がうつを診てよいかどうかについても、はなはだ疑問に思っています。

宮岡　プライマリケア医の先生が診て、発達障害を見落としているというのはいま、いっぱいあるかもしれません。でもそれだけでなく、うつ病ばかり啓発活動が進んで、統合失調症や認知症が見落とされてうつ病と診断されるという大きな問題も残っているわけですから。プライマリケア医の先生が「あれ?」と思うことがあったら、専門家に紹介してほしいと思います。専門医がいない場合も多いのかもしれないですが。

内山　患者さんが典型的なうつ病で、抗うつ薬で治療できているのならともかく、そうではない場合は自分で治療しようとせず、とりあえず精神科医に回してくれたほうがよいですよね。

宮岡　薬以外の治療法を知らない精神科医が増えているという問題もありますが。プライマリケア医の先生にかかっている患者さんは何か別の疾患で来院している人だから、発達障害に出会う機会はそれほど多くないかもしれませんが、産業医は「あやしい」と気づく場面がけっこうあるようです。社内で変な行動をとるとか、コミュニケーションの障害があったとか。精神科医ではない産業医が見つけたときは、精神科医に紹介するしかないですよね。

内山　そうするしかないでしょうね。産業医は同僚や上司からいろいろ情報が入る。本人から職場での対応を聞くしかない精神科医より情報は得やすいです。

▼プライマリケア医へのアドバイス
抗うつ薬できちんと治療できている典型的なうつ病の患者以外は精神科医に紹介する。

▼産業医へのアドバイス
精神科が専門の産業医は自分で診るのがよいが、それ以外の産業医が発達障害を疑った場合は早めに精神科に紹介したほうがよい。

宮岡　周囲の情報が入りますからね。

内山　会社では実際に困っていることが多いので、産業医のほうが発達障害を疑いやすい立場にあると思います。精神科が専門の産業医は自分で診るのがよいと思いますが、それ以外の産業医が発達障害を疑った場合は、早めに精神科に紹介したほうがよいと思います。

宮岡　先生のご経験のなかで職場で見つかった例としては、たとえばどんなことが挙げられますか。

内山　やっぱり場をわきまえない行動がいちばん多いですね。上司にタメ口で話しかけたり、スーツを着用すべきときにジーパンをはいて出社したり、お客さんをどなりつけたり、とか。

宮岡　やっぱりそのあたりですか。

内山　それと、思ったことを何でも言っちゃう。「お待たせしました」とあいさつしたら、「本当に待たされました」と言った患者さんがいました。普段もその調子なんだと思います。

宮岡　上司に思わず言いたいことを言ってしまったという話はよく聞きますね。

内山　それが多いです。周囲に対して非常に怒る人も多いですね。彼らは被害妄想的になることが多いので、上司が親切心から丁寧に注意したことも「自分を否定された」と解釈してしまいがちです。それで上司に食ってかかったり、極端な例では

▼職場で見つかる例
- 場をわきまえない行動（上司にタメ口で話しかけたり、場違いな服装で出社する、お客さんをどなりつける、など）
- 思ったことを何でも言ってしまう〈例〉「お待たせしました」とあいさつしたら、「本当に待たされました」と言われた
- 周囲に対して非常に怒る人も多い（被害妄想的になることが多いため、親切心で注意されても「自分を否定された」と解釈しがち）

労働基準局に訴えたという人もいました。

宮岡　職場で気がついたら治せるものなのですか。会社としては，辞めさせようと仕向ける場合もあるようです。どの程度，治療反応性を期待してよいのでしょう。

内山　発達障害をよくわかっている産業医なら，無理に治そうとせず，その人を上手に使う方法を考えればよいと思うんです。

宮岡　適材適所ですね。

内山　社交性を期待しなければ，仕事そのものはできる人がけっこう多いですから。

宮岡　そうなんですよね。

内山　仕事そのものの能力は低くありませんよ。何か注意して食ってかかってきたら，「ああ，これがこの人のクセなんだな」程度に受け止めてやり過ごす。あるいは仕事以外のことは要求しない。社員旅行や飲み会に無理に誘わないとかね。

宮岡　確かに。もし，そういう人が会社にいたら，治そうとするのではなく，より適切な場所を探すのが先決ですね。能力をいちばん発揮できる場所がきっとあるはずですから。

内山　そうです。IT企業にはいっぱいいますよ。けっこう上手にやっています。会社もわかっていて使っているのだろうなと思うような人がたくさん働いています。

宮岡　人に接しなかったら，けっこううまくやれている人も多いらしいですね。

内山　そうです。パソコンやゲームが相手なら天才的だったり。

▼産業医の対応
- 仕事そのものはできる人が多い。無理に治そうとせず，上手に使う方法を考える。適材適所
- スタッフに対する攻撃的な言動は，悪意はそれほどなく「その人の表現のクセ」として許容できる範囲で受け流し，やるべき仕事を簡潔に指示するよう周囲を促す
- 仕事以外のことは要求しない。社員旅行や飲み会への参加を強要しない，など

宮岡　人と接する機会の多い部署に回ったとたん、適応できなくなった人がいますよね。

内山　逆に、営業が得意な人もいます。ある意味では非常に一方的なので、押しは強いし、本当に上手に説得します。お客さんから体よく断られたりクレームが来てもぜんぜんこたえないし、ある意味、しつこいですから(笑)。営業成績が抜群の人もいます。

いずれにしても、社会人の患者さんの場合は、上司や産業医、あるいは人事や労務の担当者にどう伝えていくか。基本的には、広い意味での会社教育や上司教育、要するに関係者内のサイコエデュケーションが大切だと思います。精神科医の役目は、本人を診断してアセスメントするだけでなく、環境もアセスメントして、その人に合ったサイコエデュケーションを見つけてあげることだと思います。

▼ポイント
- 広い意味での会社教育や上司教育など、関係者内のサイコエデュケーションが大切
- 本人を診断してアセスメントするだけでなく、環境もアセスメントしてこの人に合ったサイコエデュケーションを見つけてあげることも精神科医の役割

【学校の先生やカウンセラーの対応】

精神分析ばかりではかえって症状を悪化させる教育現場と医療の連携も必要

宮岡　会社なら上司や産業医ですが、学校の場合は教師やスクールカウンセラーが気づくこともあると思います。学校の教師やカウンセラーが気づいた場合はどう対応すればよいのでしょうか。

内山　僕がいつもスクールカウンセラーに言っているのは、普通の内省を求める精神療法はしないということです。やるべきことを具体的に指示する。その子のアセスメントをして、できることを指示する。そして、同じ内容を担任の先生や学科の先生方にも伝える。それがスクールカウンセラーの役割だと常々言っています。

スクールカウンセラーはけっこう密室の仕事なんですよ。それでは駄目です。自分でアセスメントして、その結果を学校なり家庭なりに伝えて、その子に合った接し方をするよう、まわりに働きかける。決して密室でしてはいけないと言っています。

宮岡　それでわりとうまくいくものなのですか。

内山　カウンセラーによりますね。いまの臨床心理士はそういう教育をほとんど受けていないので、まず発達障害の教育をしなければならないと思っています。臨床心理士の大学院で発達障害を教えられる先生がいるところは少ないですし。

宮岡　やはりそうですか。臨床心理士の教育現場も厳しい状況なのですね。確かに大人の精神医学でも、現在の臨床心理士の状況では査定はともかく、治療は難しいのではないかと思うことがあります。

内山　イギリスやアメリカは clinical psychology としたはっきりした分野があります。精神分析とはまったく別の分野なのですが、日本は精神分析の占める割合が大きいですからね。アメリカ、イギリス、オランダ、スウェーデンと、いろいろな国の臨床心理とも付き合っていますが、これほど精神分析寄りなのは日本だけですよ。アメリカへ留学したときも、イギリスのときも、僕のスーパーバイザーは基本的には心理士でした。心理士に教えてもらったのです。

バロン＝コーエン、ウタ・フリスも心理畑の人です。ＰＥＴやｆＭＲＩは日本では医師しかやっていませんが、欧米でＰＥＴやｆＭＲＩをやっている人はほとんど心理の専門家です。

宮岡　日本でもＭＲＩなどに興味をもっている心理の人もいないわけではありませんが、そういう人は逆に研究熱心で臨床心理がおろそかになっていることがあります。バランスよく科学性をもっている人もいますが、今はまだ少ないかもしれませんね。

内山　日本の臨床心理学はユングやフロイトに偏っている気がします。要するに、精神分析寄りなんですよね。欧米で発達障害をやっている心理学者はほとんどが臨

■サイモン・バロン＝コーエン（Simon Baron-Cohen）
一九五八―。英ケンブリッジ大学教授。自閉症の心理学研究で有名。

■ウタ・フリス（Uta Frith）
一九四一―。英ロンドン大学認知神経科学研究所名誉教授。自閉症の認知神経科学研究で有名。

■PET（Positron Emission Tomography）
陽電子放射断層撮影。がんの診断などに用いられる断層造影法。

■fMRI
→二八頁参照

■カール・グスタフ・ユング（Carl Gustav Jung）
一八七五―一九六一。スイスの精神科医。人間の心の深層心理について研究し、分析心理学を創始した。

■ジークムント・フロイト（Sigmund Freud）
一八五六―一九三九。オーストリアの精神科医。精神分析技法の確立をはじめ、その後の精神医療に多大な功績を残した人物。

床認知心理学者です。日本には臨床認知心理学の専門家が少ないんですよ。なんとかしなければなりませんね。

宮岡　そういう人をもっと育てなければいけないですね。このごろは「全部CBT」みたいなことを言い出す人もいるみたいですし。

内山　そうですね（笑）。でも、わかっているカウンセラーもやっと少しずつ増えてきましたよ。

宮岡　スクールカウンセラーは教育委員会の管轄ですから、教育委員会と医療の連携という課題もありますね。本来はスクールカウンセラーと医療者が積極的に議論する場をもたないといけないと思うのですが。

内山　教育関係の相談の場は、いまでも多くは箱庭療法です。

宮岡　発達障害の例ではないですが、幻聴がある明らかな統合失調症をずっとカウンセリングで頑張っていたスクールカウンセラーに会ったこともあります。

内山　それでは治る病気も治らなくなってしまいますよね。

精神保健福祉士（PSW）は大学教育のカリキュラムがけっこうしっかりしていて、時間もたっぷりあるので、教える側が教える気になれば、かなり細かいことまで教えられると思います。

宮岡　PSWは医師との連携という面では活躍してくれるかもしれませんね。社会資源のこともよく知っていますしね。

■CBT
→八七頁参照

■箱庭療法
子どもを対象にした精神療法。箱の上に動物や建物などのおもちゃを用いて自由につくらせるもの。完成した作品に秘められた願望や葛藤を明らかにすることよりも、その創造活動を治癒因子として重視することが多い。

■精神保健福祉士（PSW）
psychiatric social worker

【明確な診断はつけられるのか】

典型例については診断できるが、正常との境界は誰にもわからない

宮岡　合併や鑑別について教えていただきましたが、発達障害の明確な診断はつけられるものなのでしょうか。

内山　典型例に関してはできます。もちろん正常とは連続するものですから、境界域は確かに不明確ですけど。

宮岡　正常と連続するのはうつ病などでも同じで、軽症例と正常の境目はどこにつけようかとの議論は、全部の精神疾患でありますね。

内山　すべての精神疾患は記述的にしか診断できないですからね。知的障害でも最重症は誰が診てもわかるけど、正常との境界は誰にもわからないのではないでしょうか。発達障害も同じことだと思います。

宮岡　ただ、うつの場合は重いほうと軽いほうは異質であるという議論があって、昔の内因性のように実は別の病気だという説もありました。でも、発達障害に関しては「別の病気」との議論はあまりないですよね。

内山　そうですね。そういう議論はあまりないですね。

▼まとめ――発達障害の診断フォーミュレーション
- 三つ組の障害は存在するか?
- 社会性のタイプは?
- 知的レベルや能力のプロフィールは?
- 身体障害や精神障害など、ほかの障害があるか?
- 同定可能な原因が存在するのか?
- 学校／職場や家庭環境は?

宮岡　症状がはっきりしている患者さんと比較的軽い人を、たとえば内因性うつ病と神経症性うつ病のように、疾患単位として違うというような流れはないですか。

内山　流れはあると思いますよ。たとえば、アスペルガー障害と自閉症はどう違うか、高機能自閉症はどう違うかという議論はあるわけです。でもそれは連続している。カナータイプの自閉症が自閉症だった時代は明らかに異質なもので、正常とのあいだに移行はないという考えがむしろ強かったですが、高機能自閉症の概念が出てきて、アスペルガーが出てきてから、アスペルガーと高機能自閉症は違うのかイコールなのか。アスペルガーは正常とは移行しているけど、高機能自閉症とは移行していないなど、いろいろな議論が出ています。

第4章 治療とケア―どう捉え、どうするべきか

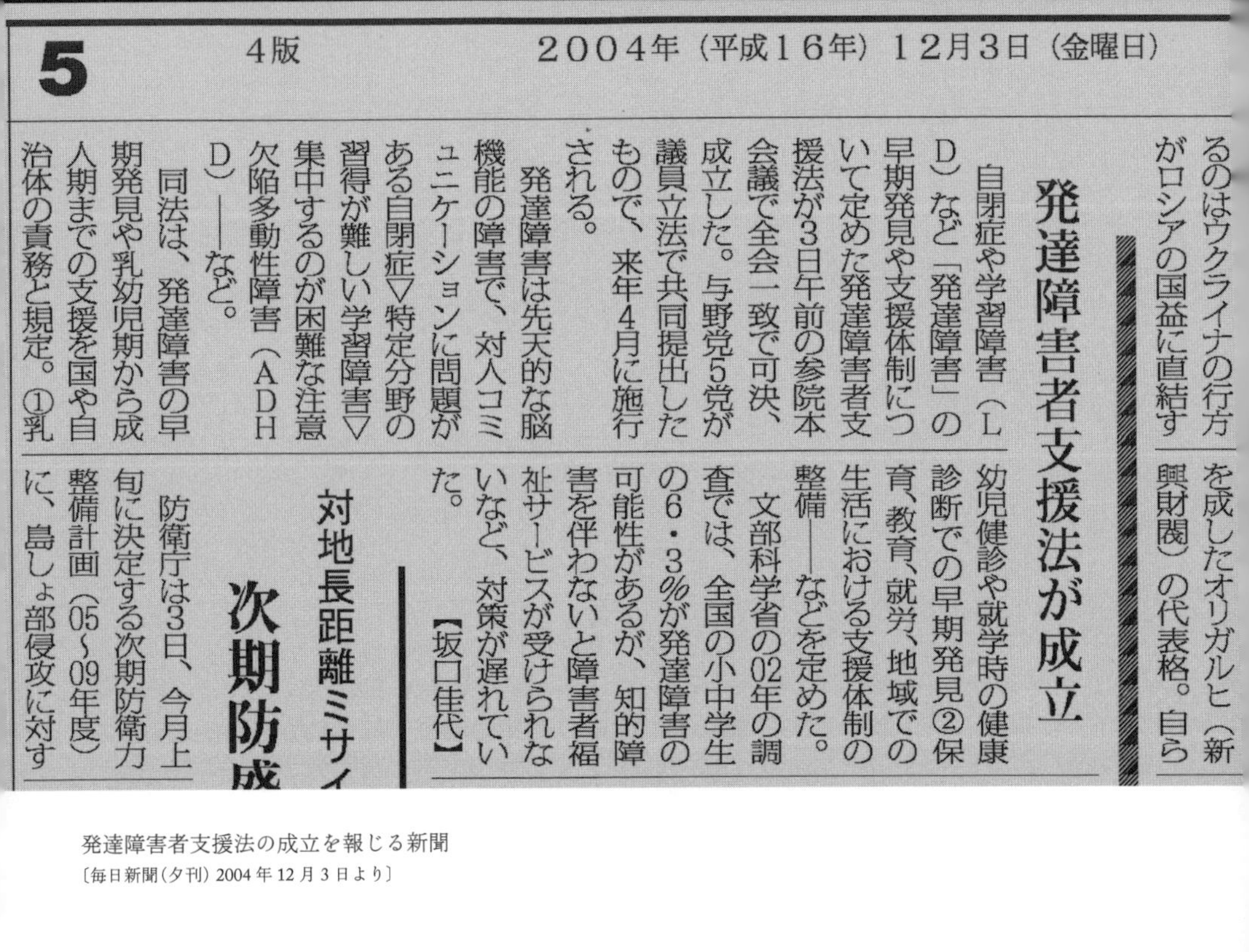

5　4版　2004年（平成16年）12月3日（金曜日）

るのはウクライナの行方がロシアの国益に直結す

を成したオリガルヒ（新興財閥）の代表格。自ら

発達障害者支援法が成立

自閉症や学習障害（LD）など「発達障害」の早期発見や支援体制について定めた発達障害者支援法が3日午前の参院本会議で全会一致で可決、成立した。与野党5党が議員立法で共同提出したもので、来年4月に施行される。

発達障害は先天的な脳機能の障害で、対人コミュニケーションに問題がある自閉症▽特定分野の習得が難しい学習障害▽集中するのが困難な注意欠陥多動性障害（ADHD）――など。

同法は、発達障害の早期発見や乳幼児期から成人期までの支援を国や自治体の責務と規定。①乳幼児健診や就学時の健康診断での早期発見②保育、教育、就労、地域での生活における支援体制の整備――などを定めた。

文部科学省の02年の調査では、全国の小中学生の6・3％が発達障害の可能性があるが、知的障害を伴わないと障害者福祉サービスが受けられないなど、対策が遅れていた。【坂口佳代】

対地長距離ミサイ

次期防

防衛庁は3日、今月上旬に決定する次期防衛力整備計画（05～09年度）に、島しょ部侵攻に対す

発達障害者支援法の成立を報じる新聞

〔毎日新聞（夕刊）2004年12月3日より〕

【大人の発達障害は誰が診るべきか】

ASDは大人になって悩み始めるケースが多い 大人の発達障害は大人の精神科医が診るべき

宮岡　そもそも大人の発達障害を誰が診るべきかという議論なのですが、誰も診れないですよね。

内山　そうですね。いまのところ誰も診れないですね（笑）。でも僕は、大人の発達障害、大人のASDは、大人の精神科医が診るべきだと思うんです。

なぜかというと、ASDは大人になってから患者さんが悩み始めるケースが多いんです。もちろん子どものころから症状はあったはずなのですが、周囲も「ちょっと変わった子だな」「個性的な子だな」くらいに受け取って、特に問題にはならなかった。それが大学進学や就職などをきっかけに適応できないことに悩み始めて、引きこもりなどにつながってしまうおそれがあるのです。

ADHDやLDは成長するに従って問題が解消されていくことが多いのですが、ASDはどちらかと言えば逆で、むしろ問題が深刻になっていくことが多い。患者さんにとってはそこからの人生のほうがはるかに長いわけで、長期的な支援が必要になることもあります。ASDは大人の精神障害と言っても過言ではないのではな

▼なぜ大人の精神科医がASDを診たほうがよいのか
- 大人になってから悩み始めるケースが多い
- 大人になると問題がより深刻化する。成長するに従って問題が解決していくADHDやLDとは違う
- 長期的な支援が必要である

いでしょうか。

宮岡　ほかの精神症状が合併しているケースも多いですよね。

内山　大人の発達障害の患者さんは、実際にはたくさん精神科の外来に来ているはずです。

宮岡　やっぱりそうですよね。コモビディティ（併存する精神疾患）があるような人が圧倒的に多いだろうから、そういう患者さんは大人の精神科医が最低限診ないとまずいですよね。

内山　大人の精神科医の先生方が、発達障害は子どもの精神科医の領域だと思われてしまうと困りますね。

宮岡　でも日本では、子どもの精神科医と大人の精神科医にあまり連携がないですものね。

内山　日本だけではなく、世界中そうだと思います。たとえばイギリスでも、大人の発達障害を診るクリニックは三つか四つしかありません。

宮岡　イギリスでもそんなに少ないんですか。

内山　専門的に診るところは非常に少ないです。アメリカもそれほど多くはない。本当にミッシングリンクで、すごく大事なところなんですけど、結果的には無視されているのが実情です。

宮岡　児童精神科医が大人まで診るのは、人数の問題で当然無理ですけど、児童の専門家でも大人を診れる人と診れない人がいますよね。

内山　「診れる」「診れない」ではなくて、「診たい」人と「診たくない」人がいるんです（笑）。

宮岡　ああ、そういうことですか（笑）。

内山　僕は大人も診たいほうなんだけど、「絶対に大人は診ない」という先生もたくさんいると思いますよ。

宮岡　子どものころから診断がついている人のフォローはするにしても、本来、大人の発達障害は、数からいっても技術からいっても、大人の精神科医が診るべきですね。方向性としてはどうなるのでしょう。大人の精神科医の教育のなかに、もっと大人の発達障害論を入れなければならないということでしょうか。

内山　入れないといけないですね。発達障害は患者さんの数が多いですし、やはり精神科の医局には、大人の発達障害を専門にする教員が少なくとも一人か二人はいたほうがよいと思います。

宮岡　大人ではなく、児童精神科医でもよいですか。

内山　いいえ、大人の精神科医です。子どもも大人も診られる発達障害の専門家が大人の精神科の医局にいてくれたらいいですね。

宮岡　子どもも大人も診られる精神科医なんて、日本にはほとんどいないでしょう。

内山　近い将来の話ですよ（笑）。十年後か二十年後でもいいですから。

宮岡　本当にそうですよね。そういう方向にもっていかなければなりませんよね。

内山　もっていかないといけないし、そうあってほしいです。世界的にもこれだけ言われ始めましたから、実現の方向で動いていくと思いますよ。

宮岡　私自身も本当にそんなに患者さんがいるのだろうかと思っていた時代もあったのですが、近ごろはやはり大人の精神科医の知識のなかに発達障害を取り込んでおく必要性を強く感じるようになりました。きちんと知っておかないと間違った薬物療法を過度に行ってしまう危険があるので、うちの外来とデイケアでも大人の発達障害をやろうと思っているんです。

内山　ぜひお願いします。

宮岡　まず、一般の精神科医の義務教育のなかに、もっともっと入れていかなければなりませんよね。

内山　入れてほしいですよね。僕自身、スタートはそういう感じだったです。大人の精神科医をしていたのですが、「二年間だけ児童へ行って来い」と言われたのがきっかけでした。あの当時は、これからの時代は子どもを診れないといけないと言われていて、それもそうだな、子どもも大人も診られるようになろうと思って、二年間だけ児童の臨床をやってみるつもりだったんです。ところが行ってみたら面白くなって、二年間で戻ってくるはずがすっかり居付いてしまって。何度か「帰って来い」と言われたんだけど、「もうちょっと、もうちょっと」と返事をしているうちに、

「もう帰って来なくていい」と言われて、結局この世界に入っちゃったんです（笑）。

宮岡　かつて私の大学で児童精神医学の専門家が退官したあと、児童を引き継いでくれる人を探していたときのことですが、大人を診られない児童の医者では困るので、精神保健指定医で大人が診れて大人の精神科救急にも対応できる人、子どもに関する診療と教育ができて、日本児童青年精神医学会の認定医の資格はもちろん、大学教員なんだから学位も必要だし、と考えて精神科医を探していたら、ある先生からその条件をすべて満たす精神科医は「全国みても両手で足りる数しかいないかもしれない」と言われました。幸いそういう専門家を探し当てましたが。

　診断も治療も体系的にする必要がありますね。具体的な治療法としては、病態に応じて薬物も必要ですしね。

内山　そうですね。

宮岡　ただし、うまく選んでいかなければならないということでしょうね。「私はこの治療法」と決めつけてしまうのではなく、認知リハや行動療法も念頭に置いて、個々の患者さんに合わせて、より適切な治療法を模索していかなければなりませんね。

内山　薬物療法と認知療法、行動療法の原則はひと通り学んでおいたほうがよいと思います。それから、いわゆる広い意味でのカウンセリングですね。精神分析的な療法ではないカウンセリング。精神分析は幼児期の母子関係や無意識の葛藤の問題などを整理したり、内省を深めたりすることで治療します。でも発達障害はそうい

▼ポイント
- 診断も治療も体系的にする必要がある
- 病態に応じて薬物も必要
- 治療法を決めつけてしまうのではなく、患者さんに合わせた適切な治療法を模索する

■認知リハビリテーション
遂行機能やコミュニケーションなどの認知機能障害の改善を目的としたリハビリテーション

■行動療法
不適応な行動を修正し、適応行動の形成を図りながら症状の改善を目指す治療法

▼ポイント
- 薬物療法と認知療法、行動療法の原則はひと通り学んでおいたほうがよい
- 精神分析的な療法ではなく、「うつのときは休もう」といった広い意味でのカウンセリング
- 大人の精神科と基本姿勢は同じ

う理論ではうまくいかないのです。たとえば、うつのときは休もうといったカウンセリングが大事だと思います。

宮岡　大人の精神科でも基本姿勢は同じですよね。

内山　発達障害は生まれつきの特性であって、治る／治らないというものではありません。ですから、症状を減らすことだけが治療ではないのです。社会生活で困らないような支援をすることが大切ですので、そのためにもよりよいカウンセリングを心がけてほしいと思います。

▼ポイント
- 発達障害は生まれつきの特性。治る／治らないというものではない
- 症状を減らすことだけが治療ではない
- 社会生活で困らないような支援をすることが大切
- そのためにも、よりよいカウンセリングを心がける

【治療上の注意&アドバイス①】

指示は口頭ではなく、文字情報で伝える 曖昧な表現ではなく、説明は具体的に

宮岡　たとえばＡＳＤの人に対して「少しゆっくりしなさい」といった曖昧な表現を用いるのはよくないと、ある本で読んだのですが、使わないほうがよい言葉というのはどういう指標で考えればよいですか。

内山　一概には言えないと思いますが、一般にかなり知的に高い人でも、「少しゆっくり」というのが「どの程度ゆっくり」なのかわからないようです。

宮岡　もっと具体的に言ってあげる必要があるということなんですね。

内山　ええ。「目の前のことをこなしていこうね」と言ったら、「目の前に何もないじゃん！」と言った大学生がいるんですよ。

宮岡　たとえば、うつ状態になっていて、少し休ませたほうがいいというときに、「普段より休む感じで生活したら？」というアドバイスというのは混乱するだけである、と。そうなんですか。

内山　ケース・バイ・ケースなので、そういうアドバイスがわかる患者さんには僕は使いますけど、最初はやはり「一日に休憩時間を何時間とりましょう」など、具

▼使ってはいけない表現
×「少しゆっくりしなさい」
×「普段より休む感じで生活したら？」
○「一日に一時間休憩しましょう」
○「三時から四時までは休憩しなさい」
×「眠れましたか」
○「何時間眠れましたか」

体的に話すようにしています。

宮岡　「何時から何時までは休憩しなさい」という表現のほうがいいわけですね。

内山　睡眠の問診もすごく難しいです。「眠れましたか」と聞くと、「眠れました」と答えるので、それならもう睡眠薬は要らないかなと思っていると、「昼間、すごく眠いんです」と言ったりするんです。「でも、夜は眠れているんだよね？」と念押しすると、やっぱり「はい。眠れています」と答える。ところが「何時間眠れているの？」と聞いてみると「一時間」ですからね（笑）。

宮岡　一時間は眠れているわけね（笑）。

内山　僕もまだけっこう失敗します。「ああ、間違えた」「ちっとも通じてなかった」と思うことは日常の診療でまだまだあります。

宮岡　聞き方が大事ですね。

内山　聞き方も表現もどちらも気をつけないと。「これぐらいはわかっているだろう」と思っていると、けっこうすれ違っていることが多いです。統合失調症なら、よほどの人以外こんなことはないでしょう？　コミュニケーション能力は明らかに統合失調症のほうがずっと高いです。けっこう落とし穴ですね。僕なんか頭でわかっていても、やっぱり失敗したなと思うことがよくありますから。

宮岡　一般の精神医療でも「眠れない」と言われてすぐ薬を出す先生がたくさんいますが、きちんとした精神科医であれば、何時に寝て、何時に起きるかを具体的に聞

▼ちっとも通じていなかった①
（D＝医師、P＝患者）
D「目の前のことをこなしていこうね」
P「目の前に何もないじゃん！」

きます。それをよく聞かずに安易に処方する。最近の睡眠薬は軽くて癖にならないという宣伝を信じているのか、あまりにも簡単に出しすぎです。だから、治療、療養ケアの問題だけではなく、診断をきちんとしていないという問題でもある。そこは大事ですね。

内山　睡眠障害の人には、言葉でやりとりするよりも睡眠表をつけてもらったほうがよいですね。

宮岡　「視覚で提示」のほうがよいのですね。なるべく短く、適切でわかりやすい言葉で書いて本人に渡すということですね。

内山　僕は字も絵も下手なんですけど、それでも書いたほうがいいという患者さんはいっぱいいます。「読める？」「読めないけど書いてください。あとで解読します」とか（笑）。

宮岡　会社でうまくいかない場面をできるだけ具体的に想像させて、対応策を一緒に考えるというのは避けたほうがよいのでしょうか。

内山　患者さんにその場面を想像させる、ということですか。

宮岡　ええ。

内山　患者さんに想像させるのは難しいと思います。想像させると、逆に変な方向にいってしまうはずです。状況を具体的に把握することは大事ですから、たとえば会社でうまくいかないというときに、どういう場面で、誰と、どういうときにうま

▼ポイント
- 「これくらいわかっているだろう」ことが通じておらず、すれ違っていることが多い
- 適切でわかりやすい表現を使用すべき
- 口頭ではなく、文字に書いて伝えるほうがよい
- 会社でうまくいかない場面を患者さんに想像させるのは難しい（第三者的にメタ認知しにくいため）
- 第三者の話と患者本人の訴えがずれていることが多い
- 「5W1H」的に具体的に質問する

くいかなかったのかを５Ｗ１Ｈ的に聞いていったほうがいいですね。

宮岡　想像するのは苦手ですものね。

内山　想像はできますが、偏っているんです。発達障害の患者さんはメタ認知が悪いですから、現場で起きていることとは違う方向に想像がいってしまうんですね。自分に起きている状況を第三者的にメタ認知はしにくいので、想像させるのは無理だと僕は思っています。同僚や上司から聞いた話と本人の話がすごくずれていることが多いですし。

たとえば、本人は禁煙の場所でたばこを吸っていた人がいたので注意したら上司に怒られたと憤慨してまくしたてるのですが、上司の話では、たばこを吸っていたお客さんをどなりつけたので「お客さんなら黙認するしかない」と本人に説明したというのが真相で、本人は「禁煙なのにたばこを吸っている人に注意して何が悪いのか」と反論したそうです。そのぐらい認識に差があります。われわれ医師や一般の人と注目する点が違うので、想像を共有するのは無理なのです。

宮岡　先ほど挙げてくださった例でＩＱに問題がない大学生が「目の前のことからやりましょう」と言って、「目の前に何もありません」と返してきたら、まず間違いないでしょうか。

内山　からかったり冗談で言っているのでなく、本気で言っているのだとしたら、たぶん間違いないです。ほかにありえないです。統合失調症の人はそういうことはで

■メタ認知
「認知のための認知」と定義される。自身の思考や行動を客観的に意識すること

▼問題行動への対応
→一七七頁参照

きるし。

宮岡　「少しずつ人の輪に入りましょう」と言ったら、椅子をだんだん近づけていった、という例もありますね。

内山　そのとおりです。

宮岡　そういう言動があったら、もうほかの病気はありえないのですね？

内山　理解できるアスペルガーの人はいますよ。でも、アスペルガー以外で理解できない人はたぶんいないと思います。

宮岡　なるほど。そういうことが一つでもつかまれば、すごいヒントになりますね。

内山　そうですね。

▼ちっとも通じていなかった②
（D＝医師、P＝患者）
D「少しずつ人の輪に入りましょう」
P「…」（黙って椅子を近づけてきた）

【治療上の注意&アドバイス②】

罪悪感は感じているが反省の表現が苦手
損得勘定での説明が効果的

宮岡　問題行動や空気が読めない言動を繰り返す患者さんに対して、何かよい説明の方法があれば教えてください。たとえば、先ほどの禁煙の場所でたばこを吸っていたお客さんを怒鳴りつけた人の場合はどうですか。

内山　同僚が喫煙している場合は注意すべきだけど、お客さんが吸っているのはやむをえないので注意はしない、といった言い方ではダメです。それでは、別のお客さんには注意してよいと思う人もいるし、同僚に注意するのもダメなのかと思い込む人もいます。いずれにしても混乱させるだけなのですね。もともと自閉症者は注意するのが好きな人が多いですから、「注意は上司がするので、君は注意しないように」というルールにして、いっさい注意をさせないようにするのがよいと思います。また、物事の善し悪しの判断がなかなかできない人には、損得勘定で説明することがありますね。

宮岡　損得勘定ですか。

内山　はい。たとえば太っている人に対して「デブですね」などと言ってしまうア

▼怒鳴りつけた人
→一七五頁参照

▼ワンポイントアドバイス①
ケース・バイ・ケースで判断が必要な場合は、注意しないことをルールとさせる。
〈例〉「注意は上司がするので、君は注意しないように」

▼ワンポイントアドバイス②
良し悪しの判断がつかない人には損得勘定で説得してみる。
〈例〉「そんなことを言うとあなたにとって損ですよ」「あなたが生活しづらくなりますよ」

スペルガーの人がいたとします。そういう人に「本人に向かってデブなんて言ってはダメだよ」と注意したところで、わかってもらえないことが多いです。「太っている人にデブと言って何が悪いの？」って反応ですから。でも「そんなこと言うとあなたにとって損ですよ」「あなたが生活しづらくなりますよ」と説明すれば、「じゃあ、やめようか」となる患者さんもいます。

宮岡　善悪より損得のほうがわかりやすいのですか。確かに、普通の大人なら本人に面と向かって言わないようなことを平気で言っておいて、それがなぜ悪いのかわかっていないのなら、周囲から「言ってはダメ」と説得したところで無駄かもしれないとは思いますが。

内山　「何が悪いのかはわからないけど、損するのは嫌だからやめよう」となる人はいますね。もちろん、すべての人ではありませんけど。

宮岡　そうですか。では、もう少し具体的に教えていただいてもよろしいですか。たとえば、母親を叩くとか、家族に対して問題行動に出る例はいかがでしょうか。

内山　「ずっと一緒に暮らさなければならないのに、こういうことをしたら君が損をするんだよ」「必ずいいことはないんだから、少し我慢してみようね」とか。「叩きたくなったら一時間散歩しよう」、あるいは「本屋さんに行って、好きな本でも読んでくれば？」と言ってみます。

宮岡　罪悪感は感じているものなのでしょうか。

▼ワンポイントアドバイス③
家族に問題行動に出る場合の説得方法
〈例〉「ずっと一緒に暮らさなければならないのに、こういうことをしたら君が損をするんだよ」「必ずいいことはないんだから、少し我慢してみようね」「叩きたくなったら一時間散歩しよう」「本屋さんに行って、好きな本でも読んでくれば？」

内山　感じている人は感じています。アスペルガーだから罪悪感を感じていないとは限りません。あとから非常に反省する人もいるし。ただ反省はするんだけど、同じような状況に遭遇すると、また同じ行動を繰り返してしまったり。状況依存的なコンテクスト・バウンドですね。なおかつ、反省しているのにちっとも反省しているように見えないところもあって、それが問題です。

クリニックではすごく「悪かった、悪かった」と言って涙を流しているのに、その一時間後にお母さんが入って来たら、もうまったく普通に「お母さん、帰りにアレ買ってよね」と言ったりする。母親はちっとも反省していないと思うわけですが、実際には本人は反省しているんです。ただ余韻がないから、簡単に切り替わっちゃうんですね。反省している瞬間は涙を流しているんだけど、母親に会った途端に「帰りにアレ買って」になる。お母さんはガクッときて「心が折れました」と（笑）。

宮岡　「反省ってなぁに?」という話になっちゃいますものね。

内山　そうですね。実は反省という言葉も難しくて…。僕に言わせれば、定型発達の人は反省したふりがうまいです。たとえば、裁判を有利にするために「反省した」とは言いますが、実際には反省していない人がたくさんいます。でも、アスペルガーの人はそんなに嘘がつけないので、反省を上手に表現することが苦手です。だから「刑務所から出たらまたやりますか」と聞かれると、「冷静に考えれば、またやっちゃうと思います。やりたくないとは思いますけど～」とか言っちゃって（笑）。これで

▼罪悪感は感じているのか
- アスペルガーだから罪悪感を感じていないとは限らない
- あとから非常に反省する人もいる
- 反省はするが、同じような状況に遭遇するとまた同じ行動を繰り返す傾向にある
- 反省しているのにちっとも反省しているように見えないところが問題

▼「反省」という言葉も難しい
- 反省を上手に表現することが苦手
- 場をわきまえず思ったことを口にするので裁判では不利になる

はちっとも反省しているように見えないだろうと思います。
宮岡　そうかそうか。裁判などではそう発言してしまうんですね。
内山　ですから、裁判員制度が採用されてから、どんどん重罰、重罪化するようになってきたように感じます。素人裁判官は「反省していない」言動にものすごく反応するんですよ。
宮岡　確かに、制度が導入されて以降は判決が重くなっていますよね。アスペルガー症候群の被告への懲役二十年判決のように、求刑より重い判決もありました。ずっと刑務所に閉じ込めておいたほうがよいといった議論まで生まれてくるし。
内山　「反省していないように見えても十分反省している」「反省していないような言動は障害のせい」と説明していても、素人にはなかなか理解してもらえません。どうしても感情が優先しますしね。せめてプロの裁判官には、ある程度障害を理解してくれることを期待したいですね。

■アスペルガー症候群の被告への懲役二十年判決
→「裁判の判決」（一〇頁）参照

【強迫性障害を合併したＡＳＤの治療】

周囲の環境調整を最優先に 視覚的スケジュールの作成も必要

宮岡　強迫性障害を合併したＡＳＤの治療についてはどのように考えたらよいですか。強迫性障害に有効とされる行動療法、たとえば曝露反応妨害法も効果があるのでしょうか。

内山　微妙ですね。曝露反応妨害法では、たいてい悪くなると僕は思います。

宮岡　かえって悪くなるのですか。

内山　曝露反応妨害法というのは、わざと汚すわけでしょう？　その段階でパニックを起こします。曝露反応妨害法は一定水準以上の内省能力や動機づけ、情動をコントロールする能力を想定した治療法です。だけどＡＳＤ者はそういう能力が基本的に乏しいので、かえって悪くなってしまうんです。そういう意味では精神分析療法も同じですね。傾聴療法の場合はただずっと傾聴しているだけで終わってしまうことも多いので、あまり意味がないように思います。

宮岡　それでは、先生はどう治療なさっているのですか。強迫でアスペルガーを合併している人が当然いると思うんですが。

■曝露反応妨害法
→一一三頁参照

▼行動療法、精神分析療法の効果
●曝露反応妨害法や精神分析療法ではかえって悪くなる危険性大
●傾聴療法はただずっと傾聴しているだけで終わってしまうことも多い

内山　基本的にはSSRIを使ったりしますが、強迫になるからにはやっぱりストレスが怖いわけですから、まず環境調整ですね。その人の行動、生活環境のストレス要因をいかに取り除くか。特に自閉症特性に注目したストレス要因の取り除き方がポイントですね。たとえば、音に敏感な人は静かな環境を準備するといったことです。そういう環境調整がまず第一です。

宮岡　ストレスをなくす、あるいは軽減する環境づくりをするということですね。

内山　ASD者はこだわりが強いですが、こだわりというのは結局「切れない」障害なんです。時間を区切ることができないから、注意の移行が難しい。注意の移行がしやすいようにするには、やはり視覚的スケジュールが必要なんです。

　しかも、終わりの概念がわかりにくいので、シフトのためのキューが要るわけです。終わりの概念はすごく抽象的なのでシフトできないんですね。それで、終わりの概念をこちらでつくってあげるんです。タイマーかもしれない、スケジュールかもしれない。あるいは誰か大人の声かけかもしれない。それも時間の構造化をきちんとしておくわけです。

宮岡　お話はよくわかりますが、実行するのはかなり大変そうですね。

内山　いまの話はちょっと抽象的でしたが、単純に言えば生活のスケジュールをつくってあげるということですから、医師がやってもいいし、PSWがやってもいい。その人に合った生活の枠組みをつくってあげればいいんです。

■SSRI（selective serotonin reuptake inhibitors）
選択的セロトニン再取り込み阻害薬

■注意の移行
attention shift

▼ポイント
- 基本的には薬物療法（SSRI）と環境調整
- 生活環境のストレス要因、特に自閉症特性に注目したストレス要因を取り除く
〈例〉音に敏感な人は静かな環境を準備する
- こだわりが強く、注意の移行が難しいため、視覚的スケジュールが必要
- 終わりの概念がわかりにくいので、終わりの概念をつくってあげる

■精神保健福祉士（PSW）
psychiatric social worker

宮岡　それが二番目の枠組みですね。

内山　そうです。どういう合併症があっても、基本は構造化（環境調整）と視覚化なんです。そうやってストレス要因を減らしていくしかありません。

宮岡　非常にわかりやすいご説明です。私が納得しすぎているのかもしれないけど。

【入退院にまつわる問題】

状況依存的で暴れたりよくなったりの繰り返し 発達障害を考慮したシステム構築が必要

宮岡　先ほどの強迫性障害のお話で、基本は構造化（環境調整）と視覚化によってストレス要因を減らすということでしたが、抗うつ薬は症状に応じて使うということになりますか。

内山　抗うつ薬を使うときもありますが、新規抗うつ薬などは使い方自体がいま混乱しているというか、よくわからないですよね。だから、本当に控えめに、控えめに使っていきます。

宮岡　少量からということですね。

内山　ええ。自閉症の患者さんは少ない量で薬が効いてしまうので、量が多いと副作用が出やすいです。また、薬の量を増やしたり、種類を増やしても効果が出るわけではありませんし。

宮岡　「自閉症で通院しているという子どもが家で親を殴って暴れて、警察官が取り押さえている。入院できないか」という相談を受けたことがあります。空いている病床があるか確認している十～二十分後に「リスパダールを一錠飲んだら、落ち着きました」と電話がかかってきました。薬剤が効いたとは言えないけれども、症状が急に落ち着くこともありますよね。

内山　自閉症はそういうことがありますよ。

宮岡　ここのところ、けっこう措置入院もあるんです。自閉症という診断の方で他害行為があったということで。

内山　一瞬は暴れるけど、入院させたら他害行為がなくなっちゃう(笑)。

宮岡　そうなんです。緊急措置入院で入るとすぐ他害行為がなくなって、翌日、措置入院にならない場合もあります。ただ、徐々によくなっていく統合失調症などと違い、何かのきっかけで突然興奮が起こったりすることがあるので、措置入院解除の判断が難しいですよね。とにかく時間を十分とって、ゆっくり、じっくり話をすることが大事だと考えています。

内山　おっしゃるとおりですね。

宮岡　状況依存性がとても強いですよね。

内山　状況依存的だから、自宅に帰ったらまた悪くなる。継続性がないんですよね。いまの法体系には乗りにくいです。

措置入院は統合失調症を前提としていますよね。一定期間入院治療をして、落ち着いたら出すのが基本ルールですが、自閉症の患者さんは薬で治るわけではないし、退院しても以前と同じ状況になればまた悪くなる。現在のシステムでは入退院を繰

■措置入院・医療保護入院
精神保健福祉法に定義されている精神科病院への入院形態。自傷・他害のおそれがある場合に知事の権限で強制的に行うものを措置入院、本人の同意が得られない場合に保護者の同意に基づいて行うものを医療保護入院という。

▼措置入／退院の問題点
- 入院すると他害行為がなくなる
- 何かのきっかけで突然興奮することがあるので、入院解除の判断が難しい
- 状況依存的。自宅に帰るとまたすぐ悪くなる
- 医師の前に来るとおとなしくなる人も多い
- 統合失調症を前提としている措置入院の法体制にはなじみにくい

り返すだけなのです。

宮岡　医者の前へ来ると、すごくおとなしくなる人も多いですしね。精神科救急ですでに問題になっているので、もっと議論があってもよいように思います。社会資源をどう利用するかについても、あまりよい答えがないので難しいです。

内山　いまのシステムが自閉症を考えていないシステムだから。発達障害を念頭に置いた法体制に変更しないと改善は難しいですね。

宮岡　そういうことですよね。

【うつの治療に関する注意点】

「頑張って」「休憩しましょう」は×
生活の枠組みに関する提案を具体的に行う

宮岡　うつ病の概念があまりに広がって議論がすごくしにくくなっていますが、典型的なうつ病とは言えないようなうつ状態で、発達障害という診断には当てはまりそうな人についての対応はいかがでしょう。うつが重症であれば抗うつ薬をけっこう使われますか。

内山　使います。

宮岡　発達障害の有無で、治療はかなり区別しなければならないのでしょうか。

内山　まず発達障害があれば、精神療法的なアプローチはかなり意識しないといけないですね。言葉を簡略にするとか。

宮岡　まず、発達障害の一般的な説明のしかたに注意が必要なんですね。

内山　いきなり精神分析をする先生はいないでしょうけど、いわゆる分析的なアプローチや内省を促す方法はまずいわけです。最近うつでよく話題になる激励ですよね。「頑張って」と言ってはいけない。休息もダメですね。

いまもそうかもしれませんが、昔はとにかく「休息しましょう」だったんですよ。

▼使ってはいけない表現
×「頑張って」
×「休息しましょう」
×「休んでいればいいよ」

ただ休息しろと言って、何もないと患者さんは混乱します。「休んでいればいいよ」と言われても休めないので、インターネットをやってかえって疲れちゃったりして（笑）。

宮岡　それ、すごくわかります。俗に言う「新型うつ」みたいな患者さんのなかにも発達障害合併うつ状態の人がいるはずです。新型うつは病気じゃないみたいに言うけど、あのなかにいろいろなタイプの人が入っていて、実はそんなに簡単に「病気ではない」とは言えない人がけっこう含まれていると思います。

内山　そうですね。

宮岡　神経症性うつ病という概念がなくなったから何か引き出しが必要になって、「新型うつ」と言い出したような面がある。よい入れ物がないから用意したのが新型うつだと思うんです。そのなかに、先生がおっしゃるように、「休め」と言われても「頑張れ」と言われても混乱する方がいますよね。

内山　「少し休みましょう」ではなくて、スケジュールを具体的につくってあげないといけないです。「この日はおうちでこれをやる」「この日は学校へ行こう」とか。そうしないと、だらだら過ごしちゃって、昼夜逆転みたいになり、どんどん悪くなっていきますから。

宮岡　そういったことは、うつ病の本にあまり書いていないですよね。

内山　書いてないですね。すみません（笑）。

■**新型うつ**
たとえば仕事中や勉強中などは抑うつ状態になるが、それ以外はまったく問題なく日常生活を送れるような状態のことをいう。精神医学的には十分な検討がなされないまま社会に広まったというのが現状

宮岡　最初に申し上げたように、どうも従来の疾病分類でしっくりこないうつ状態のタイプが気になっていて、そのなかに大人の発達障害という切り口があるといいんじゃないかと考えたのが、私が発達障害を気にかけた出発点の一つです。「うつのなかにそういう人がいる」という先生のご説明で、私のなかの消化不良だった部分がわかってきた気がします。ほかに、うつに関する注意点は何かありますか。

内山　単純に、具体的に、ですね。そして、生活の枠組みに関する提案をしていく。それがメインですね。

基本的には、うつになっている以上、ストレスがどこかで加わっていると思うので、生活全般の見直しをしなければなりません。ストレスがあるということはその人にとって環境がよくないわけです。定型的なうつ病の人は休息して元気になれば自分でプランを立てられますが、アスペルガーの人は自分で適切なプランが立てられませんから、「いまの会社のこの仕事は向いていないからこっちにしよう」とか、具体的な指示をかなりしなければならないです。

宮岡　自分でスケジュールやプランを立てられるようにもっていくのではなく、立てられないとの前提で環境を整えることを優先すべきなのでしょうか。

内山　うつになっていれば、立てられないという前提のほうがリスクは少ないですね。

宮岡　ただ発達障害の程度がひどい人の場合は、うつが治ってきても自分でプランを立てることはできないいんですよね？

▼ポイント

- 単純に、具体的に、生活の枠組みに関する提案をする
- 定型的なうつ病の人は元気になれば自分でプランを立てらるが、アスペルガーの人は自分で適切なプランが立てられない。具体的な指示がかなり必要

〈例〉「いまの会社のこの仕事は向いていないからこっちにしよう」

内山　だから、継続して代わりに立ててあげる。プランニングの手伝いはずっと続けたほうがよいと思います。担当医が立てるのか、ケースワーカーがやるのか、臨床心理士か、親か。誰がやるかの違いはあるけれど、誰かがしなければならない。

宮岡　そういう人はうつになる以前にも発達障害があったはずですよね。うつになる前の時期は自分でなんとかできていたのでしょうか。

内山　そうなのでしょうね。たまたま環境が合っていたのかもしれません。会社をリストラされて初めてアスペルガーだとわかった人もいます。

宮岡　そうですよね。一般企業の社員のなかにも相当数いますよね。

内山　リストラされる前、バブルのころはなんとかやっていたのです。

宮岡　それほど仕事をしなくても格別、問題にはならなかった。

内山　でも、不況になって会社環境が厳しくなれば、社員に対する要求水準が上がってきます。大卒でいままでそれなりに高い給料をもらっていた人が、状況が変わった結果うつ病を発病して、結果的にアスペルガーだとわかって離職していく。それで、再就職するときには特例子会社に行くことになったりする。環境的にはものすごく変わるわけですが、でもそのほうが合っている人もいるんですね。

大卒でも要求水準の高い職場では働くのが難しい人はいます。そういう人にとっては特例子会社のほうが安定して働ける。環境は大きく変わるけど、そちらのほうが本人には合っているんです。そういうプランニングもやってあげなければなりま

■特例子会社
厚生障害者雇用率の算定において親会社の一事業所とみなされる子会社。従業員五十四名以上の会社は障害をもつ従業員を全従業員数の一・八%以上雇用することが義務づけられているが、障害者のために特別な配慮をした子会社を設立し、一定の要件を満たす場合には、その子会社に雇用されている障害者を親会社や企業グループ全体で雇用されているものとして算定できる。

せんから、できればなんらかの福祉的な支援がある職場に入ってもらったほうが安心はできますね。

宮岡　強迫性障害であれ気分障害であれ、なんらかの合併が問題になってくるような患者さんには、やさしい言葉で説明し、かつ具体的な生活指導までしてあげるということが、ほかの患者さん以上に必要ですね。

内山　そうですね。いわゆる生活スキルは非常に乏しいという前提で指導していったほうがよいです。一般のうつ病の人とはまったく違うし、コミュニケーション・スキルも非常に乏しいです。それを前提にこちらも言葉かけを工夫しなければなりませんね。視覚優位ですから、言葉で説明するよりeメールで伝えるとか、紙に書いて渡すといった配慮も必要になります。

▼ポイント
- やさしい言葉で説明し、かつ具体的な生活指導までするということが、ほかの患者さん以上に必要
- いわゆる生活スキルは非常に乏しいという前提で指導していったほうがよい
- コミュニケーション・スキルが非常に乏しいことを前提に、言葉かけを工夫する
- 視覚優位なので、口頭で説明するより書いて伝えたほうがよい

【抗うつ薬処方上の注意】

量や種類を増やしても効果はない
薬に敏感で、副作用が出やすいケースも多い

宮岡　うつの症状があれば、誰しも抗うつ薬を処方していると思うのですが、一方で、ハミルトンうつ病評価尺度で二十点程度以下では抗うつ薬は効かないというデータもたくさん出ています。実際には抗うつ薬が効かない人にかなり使われているのではないかという問題意識をもっています。治らないから、これでもかこれでもかと、抗うつ薬を増量されている患者さんが少なくないような印象があるのですが、先生はどう思われますか。

内山　抗うつ薬の併用療法みたいな処方がありますよね。

宮岡　抗うつ薬や抗不安薬をどこまで使うか、あるいは使わないかということについて慎重にしなければならないと思っています。抗うつ薬の多剤併用が問題視されていますし、私自身も過度の薬物療法に対しては、批判的な意見を述べてきました。単なる印象ですが、一部の児童精神科医の先生は薬をかなり使われますよね。

内山　統合失調症に関しては、大人と同じぐらい、あるいは大人以上に使わないと効かないことがありますからね。

■ハミルトンうつ病評価尺度 (Hamilton Rating Scale for Depression)
うつ病の診断が確定した患者の重症度を定量的に測定するための評価尺度。抑うつ気分や自殺などについて質問する十七項目版（〇～五十二点）と、それに日内変動など四項目を追加した二十一項目版（〇～六十四点）があり、いずれも得点が高いほど重度とされる。

宮岡　そういう例もあるとは思うのですが、たとえば、ドパミンアゴニストとアンタゴニストを一緒に使っている処方をみたことがあって、本当に驚いてしまいました。

内山　それは確かにあまりよくないですよね（笑）。よくないです。

宮岡　「俺のこれが効く！」みたいなことを言う人がわりといますよね。ここのところ、メディアでも子どもへの薬の使いすぎが批判されています。

内山　それはもちろん、単剤ですよね。当然です（笑）。まあ、テレビ番組での取り上げ方には極端すぎるものもありますけどね。児童精神科医ではない人が児童に処方しているような例を見かけることがあります。

宮岡　本来、児童の専門家ではない人が、「俺は児童だ！」と標榜しているということですか。

内山　そういう先生はもちろん児童精神科医にもいるかもしれないけど。けっこう批判されていたこともありますが、統合失調症は本当にたくさん使わないと効かないのです。少なくとも僕の経験では、少量で効いたことはないですね。

抗うつ薬に関しては、特に大人の発達障害にはあまり量を使えないんです。むしろ副作用が出やすい人が多いので、使っても意味がないです。

宮岡　ほかの精神疾患の患者さんよりも副作用が出やすいのですか。

内山　出やすいです。少ない量で効いてしまうので、量が多いと副作用が出やすいです。特に抗不安薬もそうですけど、けっこう敏感ですね。セルシンを一ミリグラム

■**アゴニスト・アンタゴニスト**
アゴニストが受容体に作用する「作用薬」であるのに対し、アンタゴニストはその作用を阻害する「拮抗薬・遮断薬」。

▼**ポイント**
- 大人の発達障害にはあまり抗うつ薬を使えない
- ほかの精神疾患に比べ、副作用が出やすい人が多い

■**セルシン**
一般名＝ジアゼパム

出しただけで眠ってしまう人もいっぱいいるし。かなり微妙に、少なめに使います。

宮岡　副作用に敏感なのは、何かバイオロジカルな要因があるのでしょうか。

内山　科学的なデータはたぶんないだろうと思いますが、経験的にそう言っている人が多いですよ。心理的なことも関係があるのかもしれませんが、非常に敏感な人が多いと思います。

宮岡　でも、うつ状態であれば、ほとんどの患者さんには抗うつ薬を使っているんですよね。先生はあまり使わないのですか。

内山　子どもも大人も使わない患者さんも多いです。うちのクリニックで使っているのは、定期的に受診している患者さんのなかの三分の一か、四分の一です。使わない人のほうが多いですね。

宮岡　抗うつ薬のことはかなり問題になっています。治らないからといってどんどん追加処方されて、それをひたすら辛抱して服用している患者さんが案外たくさんいるような気がするのですが。

内山　そういう人もいるでしょうね。でも、すでにもらっている薬を減らしたから悪くなる人はめったにいないです。

宮岡　薬を減らして悪くなる人はめったにいないんですか。

内山　めったにいないです。僕はたいてい減らしますよ。量を増やしても、種類を増やしても、効果が出るわけでもありませんし。

宮岡　こんなことは夢物語かもしれないけど、抗うつ薬が効くかどうかの臨床試験に発達障害軸を入れたほうがよいと私は思っているんです。発達障害軸を加えて、それが陽性となる人は別グループとして解析すれば、抗うつ薬の効果がもう少し明確になると思うんです。いま新しい抗うつ薬がプラセボとあまり差が出ていないのは抗うつ薬が効かない人が臨床試験の対象に入っているからと考えています。

内山　差が出ていませんね。対象を選択していないからですよね。

先生にお聞きしたいんですが、抗うつ薬は自分で起き上がれないほど重症の人にしか使ってはいけないという立場がありますよね。

宮岡　極端な場合ですけどね。

内山　それでも効かないというデータもたくさんありますよね。でも、やはり重症例については、全体的に抗うつ薬による治療の方向に進んでいるのですか。

宮岡　日本の抗うつ薬の臨床試験で、いわゆるプラセボと比較した試験は五年ぐらい前のリフレックス、レメロンが最初なんです。それ以前は、トリプタノールやレスリンなど、実薬との比較だったんですね。リフレックス、レメロンから初めて薬効のないプラセボとの比較がなされて、それ以後に出たサインバルタ、レクサプロでは比較をやっています。どの試験でもプラセボで、ハミルトン得点が十点くらい下がっています。実薬のほうは十二～十三点。症例数が多いと統計上の有意差は出ますが、抗うつ薬は臨床的にどれくらいの意味があるんだろうか、もっと精神科医は

■プラセボ
治療効果のない薬。偽薬。治療効果のある薬のことを「実薬」という。

■リフレックス、レメロン
一般名＝ミルタザピン

■トリプタノール
一般名＝アミトリプチリン

■レスリン
一般名＝トラゾドン

■サインバルタ
一般名＝デュロキセチン

■レクサプロ
一般名＝エスシタロプラム

検討すべきだと私は考えています。

内山　微妙ですね（笑）。

宮岡　プラセボで十点も下がるというのは意外だったんです。「え？　われわれが診ているうつ病って、薬を出さなくてもこんなに治るの？」って思いました。

内山　「プラセボは効く」と言ってもいいような数値ですものね（笑）。

宮岡　実薬とプラセボの差は開いてもせいぜい三点。少し眠れて、少し食事もできて、少し症状が減れば三点ですよね。その程度の差しかないということです。プラセボを用いることと何もしないことは、厳密に言えば治療としては違いますが、このあたりを精神科医は知っておくべきだし、患者さんにもきちんと伝えなければならないと思います。

データとしては、だいぶ前に出たアメリカのレビューでも、二十三点以下だと薬理活性のないプラセボと差がないと言っています。でも、ごくごく軽い場合でも抗うつ薬を使う精神科医が多い。この問題は、私の視点から言うとすごく微妙な問題です。ただうつ病が重症の方には有効であると言ってよいと思います。

内山　気をつけなければなりませんね。そういうデータが出てきたので、抗うつ薬を出すのはだんだん控えているのですが。

宮岡　内山先生が「こう処方している」とご発言なさると、すぐに従う先生がいっぱいいると思いますので（笑）。

▼ポイント

- ハミルトンうつ病評価尺度で実薬とプラセボの差は三点程度
- 精神科医はそれを知っておくべき。患者にも伝えなければならない

内山　発達障害のうつは除外して治験を行わないと、あまり意味がないかもしれない。

宮岡　いちばんプラセボとの差が出にくい人を別のグループにして治験をやると、おそらくもっと差が出ると思うので、この別のグループの一部の方たちが発達障害かなという気はしています。治験だけ発達障害を除外しても、現場で発達障害を鑑別できなければ意味がないことになりますけどね。

特にSSRIは患者さんにとって飲みやすいことが多いので、多剤大量になりやすいです。昔の三環系抗うつ薬、トリプタノールなどは、先生も副作用が強いとおっしゃったけど、副作用のために多剤大量処方は無理なことが多いですから。発達障害を合併している患者さんにも、それほど重症のうつでない方が多いように思うので、このあたりは注意すべきですよね。

発達障害を合併するうつ病には、「うつ病の重症度によっては効果がない可能性が大きい」と「副作用が出やすい」を十分頭におく必要がありますね。

内山　よくないですね。ホントに。

宮岡　それからもう一つ。最初のほうでも話しましたが、うつが治らないと安易に「発達障害」の診断をつける医師がいるんですよね（笑）。「発達障害だと思いますから、大学病院で診てもらいなさい」と紹介されてきたのに、特に鑑別が難しいわけでもない普通のうつ病で、きっちりした抗うつ薬療法が必要だったという患者さんもいます。

本人にとってより快適な環境を用意する患者がいかにできないかを周囲にわからせることも重要

宮岡　あまりほかの病気の合併を考えなくてもいいような発達障害の場合は、どんな治療をなさるのでしょうか。たとえば、発達障害でなかなかコミュニケーションがうまくいかずに、うつになっているような人に対して、薬は多少使うにしても、基本的には環境調整なのか、あるいは本人の適用様式の改善を図るのですか。

内山　環境調整だと思いますね。

宮岡　本人に改善させるのはやはり無理でしょうか。

内山　まったく無理ではないです。でも、比率的には八対二や七対三ぐらいの割合で、環境に働きかけたほうがよいと思っています。

宮岡　大人の場合はまず、できるだけ働きやすい職場を探す、適応しやすい環境をつくることが大事で、さらに生活に必要なスキルを磨くといった方向にもっていく必要があるということでしょうか。

内山　そうですね。まず彼らにとってより快適な環境を用意してあげることです。生活に必要なスキルは「磨く」というよりも、むしろ「教える」です。そういう視

▼ポイント
●彼らにとってより快適な環境を用意してあげる
●生活に必要なスキルを「教える」

点での治療がいままで非常に少なかったと思います。

宮岡　生活指導は誰がやればいいんでしょう。

内山　それが難しいんですよ。一般外来では時間的にもほとんど無理ですよね。臨床心理士の若手を自宅に派遣するとか、ＰＳＷに行ってもらうとか。

宮岡　やっぱりそうなっちゃうんだ（笑）。

内山　ええ。あとは親御さんやきょうだいとか、家族に協力してもらうしかないですね。結局その場で指導して、一つひとつ学習するようにしなければ、なかなか改善は難しいですから。

宮岡　その場合は専門家へ紹介したほうがよい、ということになりますか。

内山　でも、その専門家が少ないですからね。たとえば精神科の外来にそういう患者さんがやってきたら、どうですか。家族がするか専門家がやるかしかないですよね。

宮岡　そうですね。家族にはどんなアドバイスをなさるのですか。

内山　患者本人がそんなにできないということを、家族は案外知らないものなのです。

宮岡　そうなのですか。では、家族に本人の状態をよりよく教えることから始めなければなりませんね。

内山　そうなんです。たとえば、親と同居している大学生の場合、たいていは親が洗濯をしています。いまは自分がやってあげているけれど、いざとなれば自分の息子や娘は洗濯ができるとお母さんたちは思い込んでいるんです。でも現実は、いざ

▼**ポイント**
- 患者本人ができないということを家族は案外知らない
- 患者がいかに「できない」かを親（周囲）に認識してもらうことから始める
- 親に子供の状態を理解してもらうことは、親という環境調整でもある
- 本人の問題点をまず見つけてあげる
- 具体的でわかりやすい言葉で問題点を指摘し、直すように心がける
- 以上の対応は、一般の外来でも十分可能

となってもできない。母親がしばらく家をあけたら洗濯ものがたまり放題でびっくりするわけです。

宮岡　子どもが「できない」ことを親に認識させることから始める必要があるんですね。

内山　そうです。ですから、母親に対しては「お母さんはときどき手を抜いて、ぜんぜん手伝わないで食事をつくらせてみるとか、一週間洗濯をしないとどんなことが起きるかを見ているとか、試してみてください」と言います。親にわが子の生活スキルを評価させるんですよ。そうすると、いかにできないかがわかりますから。

宮岡　できないことを理解すれば、教えなければならないと自覚しますしね。

内山　いざとなってもできないということを、意図的に親に教えなければなりません。これだけできないから、きちんと教えましょうと説明できます。

精神障害者保健福祉手帳や障害年金の診断書を書くときはよいきっかけになります。診断書には、日常生活能力について独力でやれるか、手伝いが必要かといった自立度判定がありますよね。「診断書を書くから、お母さんは手伝わないで、一週間様子を見ていて」と言うと、けっこう現実を理解してもらえます。

宮岡　親に子どもの状態を理解させるというのは、親という環境調整でもあるわけですものね。

内山　そうです。親という環境に働きかけるのです。

▼子どもが「できない」ことを親に認識させる
- 一人でやらせるよう親に働きかけ、わが子の生活スキルを評価させる
- 精神障害者保健福祉手帳や障害年金の申請時はよいきっかけとなる

宮岡　それは、一般の精神科医でもやろうと思えばできることですよね。

内山　そういう視点をもってもらえれば、一般の外来でも十分可能だと思いますよ。

宮岡　それはわかりやすいです。

内山　とにかく、本人の問題点をまず見つけてあげることです。

宮岡　デイケアのミーティングにしても、誰かが一緒にいるからこそ、コミュニケーションの下手さに気づくことができるし、「そんなことをしたらおかしいよ」と教えてくれる人もいますから。

内山　そうですね。ほとんどのデイケアは統合失調症ですが、統合失調症のデイケアに入ってもらえば、統合失調症の人と比べてもいかにコミュニケーション能力が低いかがわかります。それを母親や周囲のＰＳＷ、主治医に知ってもらう。そういう戦略をあえてとることもあります。

宮岡　ＡＳＤを合併しているような面があれば、常にそういう視点をもって指導していかなければならないということですよね。また、よく言われるように、できるだけ具体的に、わかりやすい言葉で、複雑な文章を使わずに、本人の細かい問題点はきちんと指摘して治してあげるということですよね。

　それから、もし親を殴るとか何か問題行動が起こった場合の対応ですが、叱るのではないのですよね。

内山　叱ってもだいたいうまくいかないし、本人がますます混乱します。僕は、患

▼ポイント
- 本人の問題点をまず見つけてあげるのが第一
- 統合失調症のデイケアを利用し、コミュニケーション能力の低さを知ってもらう

者の混乱が激しい場合には家族に逃げるように言っています。どうしても大変だったらホテルへ泊まるとか。

宮岡　家族のほうがほかの場所に避難するんですか。

内山　要するに視覚駆動なので、その場にいると刺激になるんです。お母さんがいるとイライラして叩いちゃう。だから母親が本人の視界に入らないようにする。それしかないです（笑）。

宮岡　ひとまず視界の外に避難させて、本人が鎮まるのを待つ？

内山　そうですね。とりあえずお母さんは三日間ホテルに泊まるとか、あるいはその子どもにショートステイを利用させるとか、両方です。とにかく、視界に入らないようにするのがいちばんです。

宮岡　「そういうのはよくないから馴らそう」みたいに考える医師もいるようですが。

内山　馴らそうとすると、たいてい問題はもっと深刻化しますよ。僕はそう思っています。

宮岡　たぶんそうだろうなと私も思います。とても大事なことですね。

▼問題行動への対応
- 叱ってもうまくいかないことが多く、本人がますます混乱する
- 家族のほうがほかの場所に避難する。視覚駆動なので、その場にいると刺激になる。ひとまず視界の外に避難させ、本人が鎮まるのを待つ
〈例〉母親がホテルに泊まる、あるいは子どもにショートステイを利用させる
- 環境に馴らそうとすると、問題が深刻化することが多い

【告知】

告知によって自分を知るのも治療の一環　病気の説明というスタンスで対応を

宮岡　告知はどうなさっているのですか。したほうがよいのでしょうか。

内山　はい。僕はほとんどの場合は告知しています。というのは、発達障害は本人のサイコエデュケーションも必要ですから。病気を治すというよりは、本人の生き方をどう工夫していくかが鍵なので、本人に障害の特性を知っておいてもらう必要があります。統合失調症も同じですが、なぜこういう治療をするのかを説明するためには告知しなければなりませんし。ただ、あえて診断名や「障害」という言葉を使わないこともあります。「だからこういう方法がいいよ」という表現で、広い意味での告知をしていくということですね。

宮岡　むしろ「私はアスペルガーですよね？」と言って診察に来る方も最近は多いのですが、告知されたことによって一時的に落ち込むという方もいますすか。

内山　数はそんなに多くないと思うのですが、います。ごく稀に拒否的になる人やアグレッシヴになる人もいますし。

宮岡　でも原則的には告知するんですね。告知しないほうがよい病気はあまりない

▼告知の意味

- 病気を治すというよりは、本人の生き方をどう工夫していくかが鍵。本人に障害の特性を知っておいてもらう必要がある
- なぜこういう治療をするのかを説明するためには告知しなければならない
- 自分のことを知りたくて受診する人も多い
- 告知によって自分を知るというのも治療の一環
- あえて診断名や「障害」をいう言葉を使わずに、広い意味での告知をする場合もある

ですよね。全部告知する方向になっていますものね。

内山　広い意味での治療場面に入ってくるわけで、告知をしないと「なぜ？　どうして？」と言われてしまいますから。

宮岡　告知、あるいは病気の説明といったかたちで対応していくということですね。

内山　特に大人の発達障害の場合は、基本的には告知したほうがよいと思うのです。自分のことを知りたいと言って受診する人が多いですし。過去にほかの診断がついている方も多くて、「うつ病もあるけど、アスペルガーじゃないですか」とか、「統合失調症と言われているけど、僕はアスペルガーだと思う」と受診者自身が言うことが多いですね。

宮岡　こういう人には告知をする、こういう人には多少曖昧にするという基準のようなものはありますか。

内山　基本的に、セカンド・オピニオンや診断を求めて来た人には告知します。告知しにくいのは、精神疾患や発達障害と診断されることに非常に抵抗があるとの情報が伝わっている人、あるいは親が認めたくないと思っている場合などですね。そういう患者さんや家族に対しては、「少し治療をしながら考えていきましょうか」という言い方にとどめておいて、時間を追って経過のなかで、告知したりしなかったりです。

宮岡　告知自体が治療みたいなところがありますものね。

▼告知しにくい場合とその対応
- 本人や家族が精神疾患や発達障害と診断されることに抵抗がある、認めたくない場合は告知しにくい
- 「少し治療をしながら考えていきましょうか」という言い方にとどめ、経過のなかで再検討する

内山　そうですね。告知によって自分を知るというのも治療の一環ですから。統合失調症の告知もそういう意味では似ているところがあると思うんですけど、アスペルガーの患者は内省が苦手ですから告知が難しいんです。内省が乏しいだけに、診断に納得しないこともありますし。なかには「自分はアスペルガーじゃない」と診断してもらいたくて受診している人もいます。いろいろな病院でアスペルガーと診断されているのですが、「その診断は間違っていると私は思う」と言い張ったり。でも、いくら本人が否定してもらいたくても、やっぱりアスペルガーだという場合には、なんと説明したらよいものかと悩みます。

発達歴の聴取もやっかいです。親がいないときに自分で雄弁に語る人がいるんですけど、そういう人はたいていすでに学習済みだから、自分でストーリーをつくってしまうわけですよ。自分がアスペルガーだというストーリーをつくる人もいるし、そうじゃないというストーリーをつくる人もいるので、非常に難しいですね。本人の申告を鵜呑みにせず、症状を横断的に判断して診断します。

本人だけでなく親御さんも、障害を認めたい人、否定してほしい人とさまざまなので、親の話にもバイアスがかかっていることがけっこうありますし。

宮岡　親がとても勉強している場合もありますからね。

内山　そうです。そういうときは、いちおう発達歴を聞きますが、参考程度にして、横断面だけで診断します。そのほうがよいだろうと思える患者さんの場合はそうす

▼ポイント
- ASD者は内省が苦手なので告知が難しい。診断に納得しないこともある
- 発達歴の聴取が困難。自分でストーリーをつくってしまう。親の話にもバイアスがかかっていることもある。本人や家族の話を鵜呑みにせず、症状を横断的に判断して診断することも必要

るようにしています。

宮岡　統合失調症は告知する病気にしすぎましたよね。精神疾患では、告知は治療の一部だという意識なしに、がん告知と同じレベルで告知するのはよくないと思うんだけど。病名を告げることが告知であると勘違いしている医師もいます。告知には、病気の意味、治療、予測される転帰まで説明することが含まれるはずです。告知自体が精神療法的意味をもつのだから、本当は告知した医師が治療も担当したほうがよいのですが…。たいした根拠もなく「発達障害だから大学病院で診てもらいなさい」と患者に告げるなどはあってはならない対応です。

内山　結局、デイケアなど支援の受け皿ができてきたので、それにつなぐためには告知が要るわけですよね。サービスがあることで、比較的容易に「統合失調症」と言うようになったのかもしれませんね。

宮岡　診療報酬がつく治療法ができると、その病気が増えるという状況はあるかもしれない。告知するかどうかはともかくとして、薬が増えてきたからうつ病が増えてきたというのと同じですね。でも、「あなたはうつ病です」と言わないとリワークへ行ってくれないなんてこともいわれています。

内山　そうなんです（笑）。

宮岡　発達障害のデイケアが発達すると、発達障害も増えるかもしれないですね。

内山　そうそう。発達障害の安易な診断が増えるわけです（笑）。

【大人の発達障害の理想と現実】

社会全体のサポートがもっと必要
排除と配慮という本音と建前

宮岡　発達障害の方が利用できる社会資源というのは少ないですよね。

内山　ホントにね。発達障害者支援センターがあるといっても、東京都でも一か所ですからね。対応できっこないですよ（笑）。就労支援という点では、一般の精神保健福祉センターや就労支援センター、ハローワークも使えなくはないです。使い勝手はよくないですが、いくつかはあります。でもまだまだ足りないですね。

宮岡　大学や職場ではいかがでしょうか。

内山　大学におけるアスペルガー支援というのは、ここ数年で一種の流行になっているかもしれないですね。一部の大学ではいまちょっと流行です（笑）。

宮岡　大学ではどんな支援を行っているんですか。

内山　本当にピンキリですよね。履修登録から手伝う大学もあります。

宮岡　そういえば、ある大学がつくったＤＶＤの中に、履修登録をうまくやりなさいと言ってもできないので、マンツーマンで一コマずつ選択のしかたや記入のしかたを手伝ってあげるというのがありました。

▼大学におけるアスペルガー支援
●ここ数年で一種の流行になっているが、対応は大学によってまちまち
●履修登録から手伝う大学もある。アスペルガーはプランニングもイマジネーションもよくないので、苦手な子が多い
●教室移動支援が必要な場合もある。オリエンテーションも悪いため、目的の教室に移動できない

内山　履修登録は一般の子でも難しいですよ。それぞれの分野ごとに必要な単位数を満たす科目を選択して、それらの科目の講義時間がダブらないよう、しかもできるだけ効率よく時間割を組みたい。大学のキャンパスが広ければ移動の時間も考慮しなければならないし。アスペルガーの子はプランニングが苦手でイマジネーションも乏しいから、苦手な子が多いです。オリエンテーションも悪いので、自分の行くべき教室に移動できない。教室移動支援の付き添いが必要になるんです。

宮岡　目的の教室にたどり着けずに迷ってしまうんですか。

内山　迷っちゃうんです。ＡＤＨＤもそうですね。

宮岡　それは、何の障害によるものなのでしょうか。

内山　記憶の問題もあるし、不注意の問題もあります。実行機能障害もありますね。実施認知が悪い子が多いんです。高校まではずっと同じ教室で同じ席に座って勉強していたのに、大学に入学したとたんに授業のためにあっちこっち部屋を移動しなければならない。大学のキャンパスは高校の校舎よりずっと広いし、高校みたいに毎日同じ時間に終わるわけじゃないから、非常に迷いやすい、混乱しやすいんです。

宮岡　先ほどのＤＶＤにはアスペルガーの特徴の一つとして、どの教室へ行っても必ず前から三列目の右から四番目に座る学生の例が紹介されていました。もう座っている学生がいても、押しのけて座るんでしょうか（笑）。

内山　ほかの人がいても「どいて」とか言ってね（笑）。自分でルーチンを決めてし

▼目的の教室にたどりつけない
● 記憶や不注意の問題、実行機能障害などが原因
● ＡＤＨＤにも共通する
● 大学は高校よりずっと広く、日によって時間割が違うため混乱しやすい

まうんです。決めちゃったほうが楽なんですね。

宮岡　決めてしまったほうが落ち着くのでしょうね。

内山　まわりが協力的だったらそれでいいんだけど、なかには「俺が先に座ってるんだ」と言う人もいる。周囲の理解がないとトラブルのもとですよ。

宮岡　本人にとっては同じ場所に座るというのは自分なりの適応行動ですものね。そういうのは治すべきなのでしょうか、あるいは本人の意向に従ってあげるべきなのですか。

内山　治せるなら治すべきでしょうけど、治せないから問題なのです（笑）。

宮岡　やっぱり治せないと思ったほうがよいのですね？

内山　治しにくいです。まわりに理解してもらったほうが手っ取り早いです。

宮岡　やっぱりそうですよね。治療として捉えるときには、やはり本人にやりやすい環境をつくってあげなさいと言うほうが主になりますよね。でも、世の中には「鍛え直せ」と言う人もたくさんいますよ。

内山　ハンディキャップだと考えてもらうのがよいのだと思います。要するに、単なるワガママで言っているのではなく、変化に抵抗があるという特性から来ている。そうしたハンディキャップに対して、今風のはやり言葉で言えば、「合理的配慮をしましょう」ということだと思います。

宮岡　そのあたりを強調しすぎると偏見が生じる心配はないですか。大丈夫でしょ

▼いつも同じ席に座ろうとする①

- 自分でルーチンを決めてしまうため。自分なりの適応行動である
- 治せるなら治すべきだが、本人の力で治すことは不可能に近い
- ハンディキャップだと周囲に考えてもらうよう働きかける
- アスペルガーは知的レベルは高いが、実際には支援が必要
- ケアしなければならない人たちであることを医療者が訴えていく必要がある

うか。

内山　いや、偏見はあると思いますよ。

宮岡　「治らないハンディを負っているのだから、合うようにしてあげましょう」と強調しすぎると、かえって偏見助長につながると言う人もいるような気がしますが。

内山　いるでしょうね。でも治しにくいのが現実ですし、たとえば実際に大学では席を譲ってもらえたとしても、ハンディキャップは二十四時間あります。実生活のなかではもっとたくさんの不利益を被って大変な思いをしているわけです。大学のように比較的閉ざされた空間でまわりに理解してもらえる場では、せめて席を替ってあげましょう、電車に乗ったら自分の好きな席には座れないし、本人はいつもすごいストレスを抱えているのだから、せめてしょっちゅう付き合う人だけは理解してあげましょうね、というスタンスですね。

かえって偏見につながるとの考え方もあるかもしれませんが、アスペルガーは知的レベルは高いけれども、実際には支援の対象者であり、社会がそれぐらいのケアをしなければならない人たちであることを医療者の側が訴えていく必要があるのではないでしょうか。

宮岡　そのあたりは、けっこう難しいところかなと思います。でも、本人が改めるというのはかなり厳しいわけですものね。

内山　本人を変えるというのはまったくできなくはないけど、相当じっくりと、少しずつやっていくしかないと思います。

宮岡　本人も少しでも現代社会に合うように努力はしていくのですからね。ハンディの部分だけでなく、本人のよい面も認めて、お互いにとってよりよい方向に向かうようにしなければなりませんね。

内山　社会に対しては「合わせてね」と言いますし、本人に対しては「君も努力してね」と言います。そのバランスの問題ですが、現場では本人の努力を求めるほうに偏りすぎているというのが僕の見方です。

宮岡　先ほどの電車の話に戻りますが、たとえば何時何分の電車の何両目のあそこに座ると決めている人にはどのように指導するのですか。混雑した車内で先に座っている人に譲ってもらうのは、さすがに無理ですよね。

内山　それはできないから、「立っている習慣にしましょう」と言っています。座るのはルーチンにできないのだから、座るルーチンを最初からつくらなければいいんです。立っているのはルーチンにできますから。

宮岡　でも大学はそういう学生を入学させない方向に動いているような気がするんですよ。

内山　現状は排除する方向かもしれませんね。履修登録がうまくできなくて留年した子がいるんですが、知的能力は高いから、登録さえ間違えなければ問題なく進級できるんです。少しぐらい手伝ってあげてもいいじゃないかと思うんですけどね。

▼いつも同じ席に座ろうとする②
- 本人を変えるのはじっくりと、少しずつやっていくしかない
- 少しでも現代社会に合うように努力させる
- ルーチンにできない決め事はしない。電車の場合は立つことをルーチンにさせる

でも、発達障害を支援する大学も増えてきています。

宮岡　少し援助すれば、ずいぶん違ってくることがあるんですからね。

内山　そうです。一の援助で十違ってくる。イギリスはそういう就労支援のデータが多いんです。支援費用が百ポンドかかっても、支援によって就労が可能になれば百五十ポンドの税金が国に入る。費用対効果上はよいのだという研究があります。

宮岡　残念ながら日本にはそういう発想があまりないかもしれないですね。企業もどちらかといえば排除する方向でしょうか。

内山　疑いのある人たちを識別するテストがあるくらいです。

宮岡　そういう社員がいたら、いまの会社の状態では非常に扱い方が難しいだろうとは思いますけど。

内山　でも、うまく使えば会社の役に立つ人たちが多いんです。能力にデコボコがあるから平均したら低いのかもしれないけど、ピークをうまく使ってあげれば会社にとってもメリットがある。そこをどういうふうにアピールしていくかがポイントですね。

宮岡　あまり「まわりが合わせなければならない」と強調しすぎるのもよくないですしね。かえって不利になりますよね。

内山　そうそう。そこが難しいです。僕らもジレンマです。まわりに「合わせてね」と言うんですけど、あまり強調しすぎると「じゃあ、要らない」と言われちゃうか

▼ASD者と就労

- うまく使えば会社の役に立つ人たちが多く、会社にとってもメリットがあるはずだが、「まわりが本人に合わせなければならない」と強調しすぎると不利になることも多い
- 教育という枠組みがある子どもと違って大人は排除できてしまうため、子ども以上に問題が深刻かもしれない
- 雇用者側は適切な部署を探すなど配慮はしてくれるが、「早く辞めてほしい」との本音も見え隠れする

ら（笑）。大学でも会社でもそうですよね。

宮岡　子どもはまだ義務教育を受けなければならないという枠組みがありますが、大人は排除できてしまいますから、子ども以上に問題が深刻だとも言えるかもしれません。

内山　告知の問題もからんできますよね。合理的配慮を得るためには、本人が診断を知っている必要があるし、診断をカミングアウトする必要があるんです。たとえば現在検討されている差別禁止法にしても、何か障害があれば配慮しなさいと言っていますが、障害を知らされていなければいっさい配慮しなくてもよいことになります。障害があるということを会社に申告しなければ配慮されません。大学入試センター試験でも発達障害の子に時間配分を延ばすなどの配慮がなされましたが、発達障害の診断書がなければ配慮の対象になりません。要するに、そういう診断があってこそ、社会は配慮しますよ、というだけのことですから。

宮岡　排除と配慮って、本音と建前みたいですね（笑）。会社にも非常にコミュニケーションが変なパターンの人がいて、産業医に「こういう人は発達障害でしょうか」といった相談がある。人事担当者は「では、どういう業務がよいでしょうか」と言っていろいろ配慮して、その人にもできそうな部署を探す一方で、内心は「早く辞めてくれ～」と思っていることが多いわけですからね。

内山　「辞めてほしい」とはっきり言う上司や人事担当者もいますよ。会社から見た

■大学入試センター試験の特例措置

- 特例として認められるのは、高機能自閉症、アスペルガー症候群、学習障害（LD）、注意欠陥多動障害、広汎性発達障害
- 出願時に障害の状況を示す書類の提出が必要
  ①申請書
  ②医師の診断書
  ③高校定期試験での特別な措置を示すもの
  ④普段、学校生活でとられている措置を示すもの
- 配慮の内容
  ①試験時間の延長…通常よりも一・三倍長い試験時間に延長
  ②拡大文字の問題用紙…（文字を読むのに支障がある場合）問題用紙を一・四倍に拡大する
  ③別室での受験

ら、融通が利かないし、扱いが面倒ですからね。

宮岡　お客さんを怒らせたりするしね。

内山　空気が読めないし、社会人としては非常識な人が多いから、接客などは特に苦手な人が多いです。

宮岡　避けて通れない問題ですが、けっこう難しいところですね。

内山　苦手なら接客させなければよいだけだと思うんですけど。僕の経験では、ＡＳＤの人はいろいろな仕事についています。不得意と思われるような営業の仕事や対人交流が必要な教師や医師、老人介護の仕事をきちんとこなしている人もいます。

本当はＡＳＤの人自身が仕事の内容をよく知って、自分でできそうだ、面白いと思った仕事を選んでもらうのがよいのかもしれません。でも、イマジネーションに障害があるために、多くの可能性のなかから自分に合った仕事を選択することが苦手なことが多いです。あまり現実的でない職業を志向する人もいますし。

コンピュータプログラマー、芸術家、研究者などがＡＳＤに向く仕事などといわれることもありますが、誰でもこういった仕事に向いているというわけではありません。得意・不得意は千差万別ですから。

適材適所なのは発達障害の人に限ったことではないはずです。でも公務員も会社員も定期的に人事異動があって、不得意な業務もこなすことが求められている。社会はもったいないことをしているなと思いますよ。

【臨床現場でできること】

発達障害を診ない精神科医は、喘息を診ない小児科医と同じ

宮岡　これまでのお話をまとめますと、医療のうえで、まず大枠は合併する精神疾患があればその治療を行う。発達障害があれば、薬の副作用やコミュニケーションに注意する。明らかな合併症状がなくて発達障害が主体であれば、基本的には環境調整を中心に対応していく、ということでよろしいですか。

内山　はい、それらが最重要事項ですね。

宮岡　それで、行動パターンを修正していく。一般外来でそういう問題が出てきたときは、可能な限り行動の修正ができるように、あるいは説明のしかたを工夫するのは精神科医の役割である、と。

内山　そうです。

宮岡　専門の施設に送るといっても、専門施設はほとんどありませんからね。

内山　ないです。そもそもないから難しいんですよね。それに専門施設だけでは人口の一～二%もいるＡＳＤに対応できません。大人の精神科の先生方に「なんとか頑張ってやってください」とお願いするしかありません。

▼まとめ①
- 合併する精神疾患があればその治療を行う
- 薬の副作用やコミュニケーションに注意
- 発達障害が主体の場合は環境調整を中心に対応する

宮岡　私も賛成です。「発達障害は診ない」と明言している先生方もお見受けしますが、そういうスタンスをとっていては駄目ですよね。

内山　僕に言わせれば、発達障害を診ない精神科医は、喘息を診ない小児科医みたいなものです。おかしいですよ。

宮岡　本当にそうだと思います。基本的には「精神科医がやりなさい」ということですよね。精神科医みんなが診なければならない。

内科の先生が何か問題を見出したときは、精神科医に紹介しましょう。精神科医もいい加減な人が多いかもしれないけど（笑）、とにかく一回は精神疾患の専門家に診せましょう。産業医は会社で行動の異常に遭遇しやすいですが、産業医が発見した場合の対応もやはり「精神科医に診せましょう」ですか。

内山　精神科出身の産業医だったら、その人が診ればよいと思います。でも精神科以外の産業医だったら、一回精神科に行かせて、協働してやっていくほうがよいと思いますね。

宮岡　ただし、精神科に送りっぱなしではなく、よく連絡をとってほしいです。診察場面だけで患者と接する精神科医には会社での行動は十分にはわかりませんから。会社内での問題点は産業医から精神科医にきちんと伝えてほしいです。

内山　産業医は職場に近いので、情報を得やすいですよね。一般外来で診るよりもっと多くの情報をもっているので、そういう情報を生かしてほしいです。

▼まとめ②

- 大人の発達障害は精神科医が診るべき
- 内科医が問題を見出したら精神科医に紹介する
- 精神科が専門の産業医は自分で診る。それ以外の産業医は精神科医に紹介する
- 産業医は職場に近いので情報を得やすい。精神科に送りっぱなしにせず，情報の伝達を密にする
- スクールカウンセラーの役割は大きい。発達障害を学び，生徒と親，教師，医師たちとのパイプ役を務めてほしい

宮岡　スクールカウンセラーや学校関係者に望むことは何でしょう。

内山　スクールカウンセラーには「きちんと発達障害の勉強をしてください」と言うことに尽きますね。これからのスクールカウンセラーは発達障害をわからなければ意味がないというくらい重要なことだと思いますから。

宮岡　絶対、知っておいたほうがよいですよね。

内山　知っておくとよいのではなく、デューティ（義務）ですよ。

宮岡　デューティですか。

内山　そうです、デューティです。

宮岡　では「デューティです！」って、しっかり書いておくことにしましょう。それと、自分の能力に応じて医療の専門家に紹介するなり、生徒と親、教師たちとのパイプ役を務めるなど、自分でできる範囲内で積極的に行動してほしいですね。

第5章

ADHDと学習障害

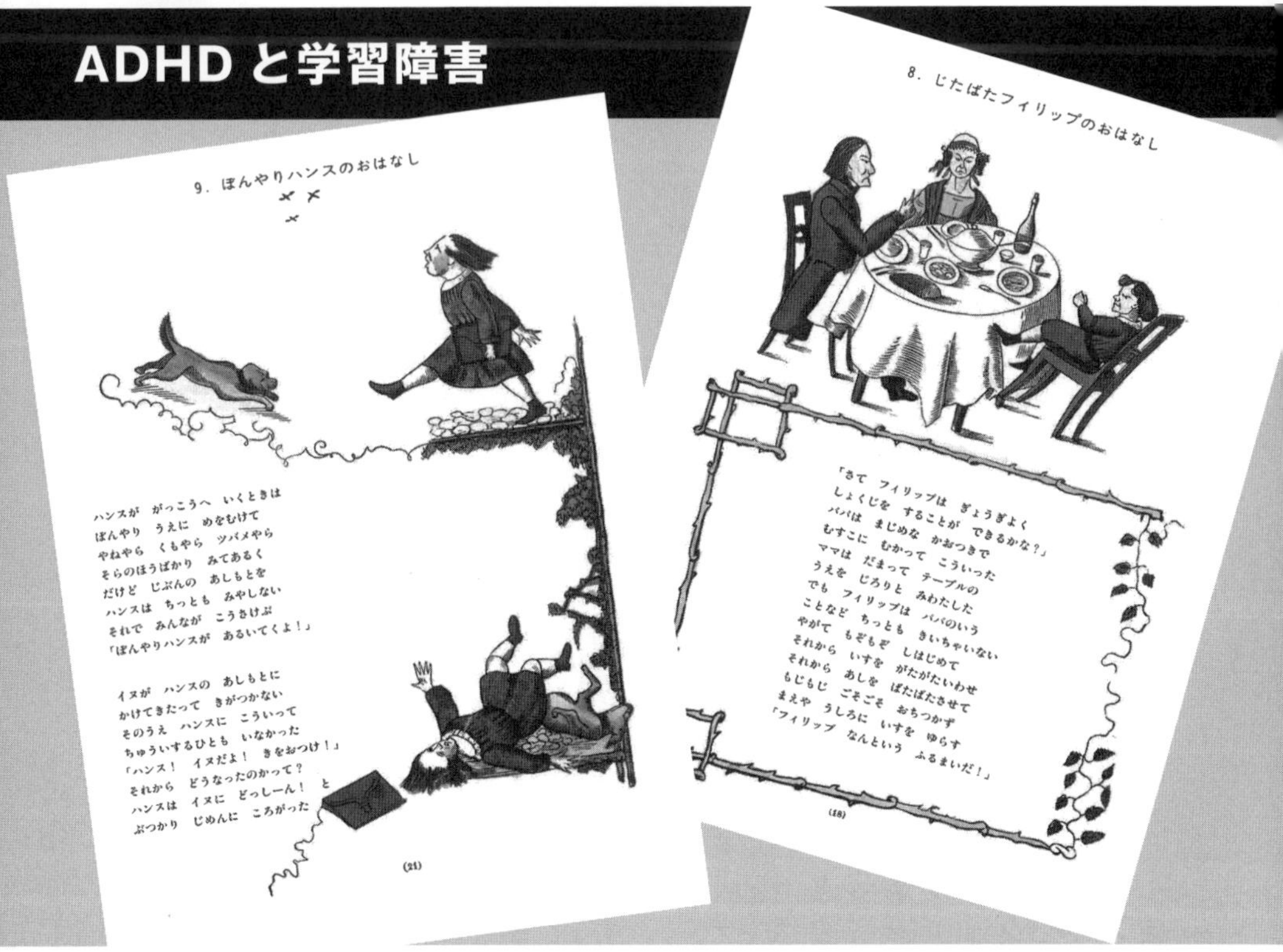

8. じたばたフィリップのおはなし
「さて フィリップは ぎょうぎよく
しょくじを することが できるかな？」
パパは まじめな かおつきで
むすこに むかって こういった
ママは だまって テーブルの
うえを じろりと みわたした
でも フィリップは パパのいう
ことなど ちっとも きいちゃいない
やがて もぞもぞ しはじめて
それから いすを がたがたいわせ
それから あしを ばたばたさせて
もじもじ ごそごそ おちつかず
まえや うしろに いすを ゆらす
「フィリップ なんという ふるまいだ！」
(18)
9. ぼんやりハンスのおはなし
ハンスが がっこうへ いくときは
ぼんやり うえに めをむけて
やねやら くもやら ツバメやら
そらのほうばかり みてあるく
だけど じぶんの あしもとを
ハンスは ちっとも みやしない
それで みんなが こうさけぶ
「ぼんやりハンスが あるいてくよ！」
イヌが ハンスの あしもとに
かけてきたって きがつかない
そのうえ ハンスに こういって
ちゅういするひとも いなかった
「ハンス！ イヌだよ！ きをおつけ！」
それから どうなったのかって？
ハンスは イヌに どっしーん！ と
ぶつかり じめんに ころがった
(21)

ADHDの多動性を描いた「じたばたフィリップのおはなし」(右)と
不注意について描いた「ぼんやりハンスのおはなし」(左)
〔ハインリッヒ・ホフマン(作)，ささきたづこ(訳)：もじゃもじゃペーター．ほるぷ出版，1985より〕

【ADHDの概念・歴史】

国によって概念の広さに差 正常との線引きが難しい

宮岡　一般の精神科医が知っておくには、少なくともASDとADHDと学習障害は分けて頭に置いておいたほうがわかりやすいだろうということで、まずASDに時間を割きましたが、ここからはADHDについてお聞きします。まず、概念や歴史から教えていただけますか。

内山　ADHDを定義するうえでの要素は不注意、多動性、衝動性の三つです。ADHDとASDはまったく違うところから出発しています。ASDがカナーから出発しているのに対し、ADHDは、一九一八年にエコノモ脳炎が流行ったときに、成人ではパーキンソン症状が残って、子どもでは多動が残った。そういったところが一つの出発点です。

　ADHDという現在の呼び名になったのはDSM-III-Rが出た一九八七年ですが、歴史としてはもっと長く、かなり昔のドイツの絵本にその症状が描かれています。たとえば「じたばたフィリップのおはなし」ではADHDの多動性が忠実に描かれていますし、不注意について描いている「ぼんやりハンスのおはなし」という話も

▼ADHD（attention-deficit/hyperactivity disorder）の三要素
・不注意
・多動性
・衝動性

■エコノモ脳炎
→七五頁参照

■じたばたフィリップのおはなし、ぼんやりハンスのおはなし
いずれもドイツ人精神科医のハインリッヒ・ホフマンが一八四四年に作成した絵本『もじゃもじゃペーター』に収載されている物語。前者はADHDの多動性、後者は不注意の特徴が見事に描かれている。一九八五年にはほるぷ出版より日本語版が発行されている。

あります。

治療に関しては、一九三七年という非常に早い時期にアンフェタミンが有効であることがわかっています。シュトラウス症候群など、基本的にもともとバイオロジカルな概念から始まっています。

自閉症はバイオロジカルか母子関係かという議論があったことで比較すると、ADHDはずっとバイオロジカルな概念で、そういう意味ではあまり大きな混乱はありません。

宮岡　ASDほどはないわけですね。

内山　はい。それでいまに至っているのですが、ADHDの概念は不注意、多動性、衝動性なので、社会性やコミュニケーション、イマジネーションに問題があるASDと比べて、さらに正常とのあいだに線を引くのが難しいです。特に子どもは皆不注意で、多動で、衝動的なので、本当にその概念が必要なのかどうかという議論はずっと昔から現在まであります。

ADHDの歴史を難しくしているのは薬の問題で、非常に薬の対象になりやすい障害なんですね。アンフェタミンが有効というのも一九三〇年代にわかっていましたし、その後リタリンも出てきました。アメリカではもっといろいろ、たとえばβブロッカーもαブロッカーも使われているし、アンフェタミンがいまでも使われている。

■アンフェタミン
(amphetamine, alpha-methylphenethylamine)
ナルコレプシーやADHDなどの治療に用いられている中枢刺激剤の一種

正常とのあいだが非常に曖昧だということと、曖昧だということからくる文化とのかかわり合い、要するに多動を許容する文化かそうではない文化かによって、ずいぶん診断概念が違ってきます。

ＡＳＤも国や地域によって概念の広い／狭いがありますが、ＡＤＨＤはもっと差が大きいです。ＡＤＨＤは特にアメリカ主導ですね。アメリカの疫学では二〇％という極端に多い報告もある一方で、同じ英語圏でもイギリスでは一％という報告があったりします（笑）。

宮岡　ずいぶんと差があるのですね。

内山　なぜ同じ英語圏でこれだけ違うのかという議論は昔からありました。そういう意味では概念的にはけっこう不明確ですが、確かにすごい数の患児がいます。それで、リタリンを使うと効く子にはすごく効くんですよ。児童精神医学ではあまり薬が使えないのですが、リタリンだけはすごく効く子がいるんです。しかも「いま、効果が切れた」というのがはっきりわかるんです。それで薬物療法の対象になりやすく、それ以外のことがおろそかにされがちです。それはいまも続いていますね。日本でも成人にも使えるようになり、あまりきちんと診断もせずに薬物療法の対象になりやすいのです。大人の精神科医にしてみれば、唯一使える薬なので、発達障害を診たら「とりあえずＡＤＨＤ」と診断した人はけっこういるかもしれませんね。

実は不注意、多動性、衝動性はＡＳＤにも非常に多いのです。ＡＳＤの場合、社会性やコミュニケーションの障害はわかりにくいですが、不注意、多動性、衝動性は非常に目につきやすい。それで基底にあるＡＳＤが診断されずＡＤＨＤと診断されているケースが非常に多いのだろうと思っています。そこが大きな問題ですね。一般の小児科の簡単なガイドラインもあるのですが、そういうガイドラインに沿うとＡＳＤが完全に隠れてしまいます。

ＡＤＨＤのスクリーニング・ツールは成人にもありますが、それを使うとたぶんＡＳＤの人の多くがＡＤＨＤになってしまうと思います。ＡＳＤがもつ多動症状にもＡＤＨＤの薬は効くので処方してはいけないというわけではありませんが、ＡＳＤの場合は、多動・落ちつきのなさよりも社会性やコミュニケーションの異常のほうがはるかに大きな問題です。そこに注目しないで、表面的な不注意、多動性、衝動性に薬だけ出せばよいという治療がなされ、本質的な優先順位がわからなくなってしまう。薬が認可されたことにより、その流れが起こりやすくなったのではないかと危惧しています。

ＤＳＭ-Ⅳまではｐ ＤＤとＡＤＨＤは重複診断ができなかった。多動で衝動的なＰＤＤはＰＤＤだけでしたが、ＤＳＭ-５になってＡＤＨＤとの重複診断がつけられるようになりました。これは大きな進歩ですね。でも、ＡＤＨＤの診断基準そのものはＤＳＭ-５になっても基本的に同じです。

宮岡　先生がもっとも心配なさっているのは、薬が認可されたことによって、自閉

■**ＡＤＨＤのガイドライン**
二〇〇八年に『注意欠如・多動性障害―ＡＤＨＤ―の診断・治療ガイドライン』（齊藤万比古・渡辺京太編、じほう）が発行されている。これは専門家向けの詳細なガイドラインである。

症＋ＡＤＨＤの人がＡＤＨＤだけ診断されるということですか。

内山　それと、もしかしたらですが、躁状態もＡＤＨＤと診断される可能性さえあると思います。不注意、多動性、衝動性というのは比較的非特異的な症状ですから、その気になればけっこう多くの人が当てはまりますからね。薬の対象が非常に広がってしまう可能性もなくはないですね。

宮岡　そうですね。薬に関してはまずコンサータがあるかと思います。コンサータについては子どものころに診断がついて服用していた人は十八歳以上になっても飲み続けてよいことになりました。

内山　ストラテラが使えるようになったのですよね。

宮岡　ストラテラは大人で飲み始めてもいいことになりました。コンサータとは少し事情が違いますが。

内山　ストラテラはいろいろな人が飲むようになるかもしれません。いま、もうそうなっているのかもしれない。

宮岡　コンサータはそれなりに医師も用心するし、かつ子どものころに診断がついた人にしか処方しないという前提だからよいけれども、ストラテラは大人になってＡＤＨＤではないかという人も服用するようになりましたから、先生がおっしゃるように、ほかの病気の人にまで処方されやすくなりますよね。統合失調症でちょっと衝動性がある人に対して、ＡＤＨＤの合併と診断してストラテラを加えるといっ

■コンサータ
一般名＝メチルフェニデート

■ストラテラ
一般名＝アトモキセチン

たことが起こりやすくなります。

内山　起こりうるでしょうね。

宮岡　いや、もう起こっているかもしれませんよ（笑）。

内山　そうですか（笑）。

【ＡＤＨＤの診断】

不注意・多動性・衝動性は非特異的 ＡＤＨＤであれば学童期から症状があったはず

宮岡　大人のＡＤＨＤを見抜くにはどうしたらよいのでしょうか。

内山　そこですよね。

宮岡　実は難しいんですよね。

内山　スクリーニングのツールが対象にしているのは、すごく非特異的な症状なんですよね。だからそれで診断すると、何でもありになってしまうかもしれません。

宮岡　ＡＳＤより以上に横断面での診断、つまり現在の症状による診断が難しいのかもしれないということでしょうか。

内山　難しいと思いますよ。

宮岡　そうですよね。ＡＳＤは生活歴など診断の指標がありますが、ＡＤＨＤのほうは横断面だけを見ても、はしゃいで、注意力がなくて、多動の人はいっぱいいるものなあ（笑）。

内山　そういう人はいくらでもいるでしょう。貧乏ゆすりも落ち着きがないに入れてしまってよいのかなとか。リタリンがきちんと効くリスポンダーの多動や不注意

■ＡＤＨＤの診断基準（DSM-Ⅳ-TR）

（1）か（2）のどちらか

（1）以下の不注意の症状のうち六つ（またはそれ以上）が少なくとも六か月間持続したことがあり、その程度は不適応的で、発達の水準に相応しないもの

〈不注意〉

a　学業、仕事、またはその他の活動において、しばしば綿密に注意することができない。または不注意な間違いをする。

b　課題または遊びの活動で注意を集中し続けることがしばしば困難である。

c　直接話しかけられたときにしばしば聞いていないように見える。

d　しばしば指示に従えず、学業、用事、または職場での義務をやり遂げることができない（反抗的な行動、または指示を理解できないためではなく）。

e　課題や活動を順序立てることがしばしば困難である。

と本当に「同じなの？」と思ってしまいます。先ほども触れたとおり、どこまでを正常とみなすかの線引きの問題ですが、それがＡＳＤよりもさらに難しいと僕は思いますね。たとえばアスペルガーの社会性の障害やイマジネーションの障害、コミュニケーションの障害は、比較的特異的なんです。だけど、ＡＤＨＤの不注意、多動性、衝動性は非常に非特異的ですから。

宮岡　ちょっと軽躁のように動き回っている人がいたとして、その人に対してどう鑑別診断をするかということになると、まずほかの精神疾患を除外して、という手順になりますか。多動で不注意なんて、軽躁もあれば、統合失調症もあれば、パーソナリティ障害もあるし、いっぱいあるわけですものね。

内山　そうですね。ほかの精神疾患ではないことをまず診ておいて、疑っていいということになったなら生活史を聞く、といった順番になるでしょうね。

宮岡　そういう人がいたとして、統合失調症＋ＡＤＨＤの合併とみなしたらよいのか、統合失調症の部分症状とみなすべきなのでしょうか。

内山　一つの障害の概念で説明できれば、それでよいというのが僕の基本的な考えです。説明できないときに合併診断をする。それがたぶん精神科的にも一般的な考えだと思うのですが、薬が入ってくるとどうしても薬を使いたいという精神が働いて、一つのことで説明がついているのに、「でも、多動や不注意があるから薬を使おうかな」と思う精神科医が増えてくると思います。それが混乱をもたらす可能性が

f　（学業や宿題のような）精神的努力の持続を要する課題に従事することをしばしば避ける、嫌う、またはいやいや行う。

g　課題や活動に必要なもの（例＝おもちゃ、学校の宿題、鉛筆、本、または道具）をしばしばなくしてしまう。

h　しばしば外からの刺激によって、すぐに気が散ってしまう。

i　しばしば日々の活動で忘れっぽい。

（2）以下の多動性-衝動性の症状のうち六つ（またはそれ以上）が少なくとも六か月間持続したことがあり、その程度は不適応的で、発達水準に相応しない。

〈多動性〉

a　しばしば手足をそわそわと動かし、またはいすの上でもじもじする。

b　しばしば教室や、その他、座っていることを要求される状況で席を離れる。

c　しばしば不適切な状況で、余計に走り回ったり高い所へ上ったりする（青年または成人では落ち着かない感じの自覚のみに限られるかもしれない）。

ありますね。

宮岡　幻聴があって、強い抑うつ感を訴える人を統合失調症とうつ病のどちらに捉えるか、あるいは別として捉えるかという問題と同じですよね。ＡＤＨＤは十分な議論もないまま薬が出てしまった。

内山　そのとおりです。

宮岡　たとえばＡＤＨＤか統合失調症か迷うケースで、明らかに統合失調症症状があれば、統合失調症の治療を優先させたほうがよいのですか。

内山　よいと思います。特異的な症状を優先すべきですね。

宮岡　ああ、より特異的な症状をもつほうが優先なのですね。

内山　本当にＡＤＨＤだったら学童期から症状が継続しているはずです。それを確認してからでなければ、いくら軽躁の症状があっても、薬は使わないほうがよいと思います。

宮岡　基本的には、やはり安易な薬の併用は駄目ですよね。

内山　駄目です。抗精神病薬とストラテラを同時に使ったら、薬理学的にも訳がわからなくなっちゃうでしょう。

宮岡　非特異的だから、かえってＡＤＨＤのほうが難しいわけだ。なるほどね。

内山　そうです。ＡＤＨＤは非特異的な症状なので、ＡＳＤよりさらに難しい問題をはらんでいると僕は思います。その点、学習障害は特異的ですね。

d　しばしば静かに遊んだり余暇活動につくことができない。
e　しばしば「じっとしていない」、またはまるで「エンジンで動かされるように」行動する。
f　しばしばしゃべりすぎる。

〈衝動性〉
g　しばしば質問が終わる前に出し抜けに答え始めてしまう。
h　しばしば順番を待つことが困難である。
i　しばしば他人を妨害し、邪魔する（例＝会話やゲームに干渉する）。

宮岡　そうですよね。だいぶわかってきました（笑）。そうすると、具体的に、現場で精神科医が、たとえばこの人は軽い躁状態なのかADHDなのかというようなときは、爽快気分といえるようなものがあるかどうかを聞かなければならないですね。

内山　うん、そうですね。

宮岡　その次の段階でやる場合は、やはり起こり方ですか。たとえば生活史であり、あるいは躁状態の起こり方とか。

内山　その経過を診なければなりませんね。僕は「いつから？」「子どものときもありましたか」と聞きます。

宮岡　ADHDの人は大人になっても、そんなにおとなしくならないものなのですか。

内山　おとなしくはなりますよ。ADHDの多動性はだんだん治まってくるし、衝動性も治まってきます。でも不注意だけは比較的残るんです。

宮岡　大人になると、普通は治まってくるわけですからね。

内山　はい。だから大人になってからわざわざ臨床の場に来る人は、おそらく子どものときは相当不注意で、多動で、衝動的だったはずなのです。だから「その症状は子どものころからあるんですよね？」と確認してからでないと、薬を使ってはいけないです。

宮岡　診断のツールはどんなものがあるのでしょうか。

▼**軽い躁状態かADHDか**
- 爽快気分の有無を聞く
- 「起こり方」を聞く。躁状態の起こり方、生活史（子どものころからあったかどうか）など

▼**症状の変遷**
- 大人になると多動性や衝動性は治まってくるが、不注意だけは比較的残る

内山　ASRSスクリーナーがありますが，これはたとえば「物事を行うにあたって，難関は乗り越えたのに，最後の詳細をまとめて仕上げるのが困難だったことがどのくらいの頻度でありましたか」といった質問なのです。こんなのは誰でもたくさんあるじゃないですか（笑）。書きかけの論文とかね。「やったことは，全部最後まで成し遂げました」なんていう人がどれだけいるんだろう。そんなに多くはいないはずでしょう。ましてこれは，うつ病でも，統合失調症でも，躁でも，皆ありうるんですよ。精神科に来る人はだいたいこういう特徴がありますから。

宮岡　そうすると，いつごろから起こっていて，いつごろから活動性が高まっているかということをきちんと聞かないと，どうしようもないでしょうね。

内山　それくらいのことは少なくとも本人が覚えているはずですから，正確にはわからなくても本人に聞くことは必要でしょうね。

宮岡　もし，主な精神疾患の診断が本当につくようであれば，安易な併用はしないとの理解でよいですよね。

内山　そのほうがよいと思います。不注意，多動性，衝動性で，大人の場合は不注意がメイン，プラス衝動性と考えたら，多くの場合はありますよね。でも，基本的にはADHDの診断基準は，不注意などの症状が最低二つ以上のところである。一定の期間継続する。なおかつ大人のADHDの場合は，子どものときからずっと継続していることですね。

■ASRS（Adult ADHD Self-Report Scale）
成人期のADHD自己記入式チェックリスト

宮岡　ＤＳＭにはＡＤＨＤと統合失調症や躁うつ病との合併、バイポーラーとの合併との記載もあるのですか。

内山　除外になっていないと思いますよ。

宮岡　ないですよね。見た記憶がありませんから。原則として症状はダブルカウントしないけれど、診断はコモビディティを認めるということですよね。

内山　両方にカウントしても意味がないですからね。突っ込んで話していくと、どうしても診断体系の問題になってきてしまいますね。

宮岡　そうすると、ＡＤＨＤに関してはお薬のことがかなり心配ということですね。ＡＳＤと似ているところはどんな点でしょうか。生活史を聞くのですよね。

内山　生活史の面では不注意、多動性、衝動性が子どものときからあったかどうかということが大事ですね。それとＡＤＨＤのほうが、たとえば行為障害や反抗挑戦性障害、あるいは特にアメリカでいわれているのは薬物依存の頻度が高いです。要するに、犯罪との関連がよく議論されています。

宮岡　ああ、そうですよね。生活指導面でＡＤＨＤの人で知っておかないといけないことというと、どんなことがありますか。

内山　ＡＤＨＤの不注意、多動性、衝動性に関しては、薬物療法以外にもかなり手立てがあります。たとえば忘れ物が多い人はメモを丹念にとるとか、リマインダーを上手に使うとか、最初から忘れ物をしないように家と学校に同じものを用意して

▼ＡＤＨＤへの生活指導

内省ができるし、自己認知にも問題がないので、自分で手立てができる。

- 忘れないように、メモをとる、リマインダーを上手に使う、ダブルチェックをする
- 忘れ物をしてもよいように、家と学校（職場）に同じものを用意しておく

おくなど、いろいろあります。ＡＤＨＤのピュアな人は内省もできるし、理論上は自己認知に問題はないわけだから、自分で手立てができるので、アイデアを出してあげれば、それでやっていけます。

ただ、ＡＳＤもそうですが、自己評価が非常に下がりやすい。怒られていることが多いので、うつになる子もいるし、非行にも走りやすいかもしれない。自己評価が下がりやすいということは意識したほうがよいと思います。

宮岡　あとは、「具体的に指示する」というアドバイスは同じでよいですか。それとも、ＡＳＤほど気を使う必要はないのでしょうか。

内山　ＡＳＤの人ほどは気を使う必要はないです。抽象概念もわかりますから。

▼その他の注意事項
- 自己評価が下がりやすいことを意識する
- 怒られていることが多いので、うつになりがち。非行に走る場合もある

【ADHDの治療】

薬物治療が第一選択ではない
生活指導だけでもかなり改善できる

宮岡　ＡＤＨＤは落ち着きがないとか躁状態で簡単に薬を出されることがありますし、ＡＤＨＤの不注意、多動性、衝動性はきちんとした精神科の鑑別診断が必要です。一方、ＡＳＤでは薬物や統合失調症との合併といった問題があります。鑑別診断上、重要ですね。

内山　そうですね。ＡＤＨＤの不注意、多動性、衝動性のほうが非特異的な症状ですね。ＡＳＤの社会性、コミュニケーション、イマジネーションの三つ組の障害のほうが特異的です。

宮岡　治療の優先順位としては、薬物療法は第一ではないわけですね。

内山　第一ではないです。第一ではないですが、第一みたいになってしまっていますね。

宮岡　では第一は何でしょうか。薬物ではないものが第一と考えてよいですか。

内山　そうですね。薬物を使わなくてもうまくいく人はたくさんいますので。

宮岡　薬物ではないものとは、指導ということでしょうか。

内山　ＡＤＨＤの場合は内省もできるし、自分の苦手さを自覚しています。メモをとる、リマインダーをつくる、人に確認してもらう、ダブルチェックをするなど、やりようはたくさんありますから、そういったノウハウを教えていくのが大事ですよね。

宮岡　確かに「メモをきちんととりなさい」「スケジュール表をつくりなさい」と指導するだけでそれなりに収まる人もいますが、薬でけっこう落ち着いてくる人もいます。同じような効果があったとしたら、どちらが大事なのでしょうか。

内山　本当にピュアなＡＤＨＤだったら、僕は薬が第一選択ということもありえると思います。ただ、先ほども申し上げたように、とりあえず多動があって、不注意があればストラテラを処方、とかいうことになると不利益が多いので悩ましいところですね。確かに薬は効きますが、一般的な教科書に「ファーストチョイスは薬」と書いてしまうのはいかがなものかという危惧があるんです。

宮岡　そうですね。少しでも効果があれば生活指導を受けるより薬を飲んだほうが楽だと考える患者さんもいれば、薬を飲ませたほうが簡単だと考える医師もたくさんいるので、経済性などを考えても薬物治療が優先になりがちですが、生活指導はぜひ必要であると強調しておきたいですね。

内山　いろいろな支援手段があるなかで、薬もその一つということです。医師は患者さんをトータルに理解しなければなりません。薬しか手段がなければ、とりあえず薬を出しますが、処方しただけで終わってしまって、患者さんの苦手を評価するという視点がなくなってしまうことが多いです。少なくとも若手のドクターはいろいろな手段をたくさんもっていて、そのなかの一つが薬だという姿勢で診療していかなければなりませんね。とりあえずチェックリストで診て「薬だ」となってしまうようでは、もはや医療とは言えないのではないかという気がします。

宮岡　僕も賛成です。とても大事なことですね。少しでも効く薬があれば「薬を飲ませればいいじゃない」という考えの精神科医がけっこう多いように思いますが、それでは駄目ですよね。

内山　熱があればとりあえず抗生物質を出すという医者になってしまうような気がします。

宮岡　臨床試験は何もしない人と薬を飲んでいる人の比較であって、指導をしている人との比較じゃないですからね。

【学習障害の概念】

読み・書き・計算の障害があるか 計算機やワープロで代替が可能

宮岡　次は学習障害（ＬＤ）についてです。ＬＤは大人の臨床のなかにどう表れるのでしょうか。まず概念から教えてください。

内山　ＬＤの問題の一つは、文部科学省の定義と医学的な定義がずいぶん違うことです。医学的な定義は、単純にいえば、知的な遅れはないのに読み・書き・計算に障害があるということですが、文科省はその三つに、聞く・話す・推論するを加えた六つになっています。僕が思うには、話すことだけが障害されている子はほとんどいないので、聞く・話す・推論するというのは、ＡＳＤであることも多いです。だから精神科医が診断するときには、文科省の定義ではなく、ＤＳＭに記載されている読み・書き・計算に絞ったほうがよいと思います。

読み・書き・計算は、その内容上、テストをしないとわかりません。ＡＤＨＤやアスペルガーは発達歴と行動観察からわかるけれども、読み・書き・計算に関しては、実際に読ませたり、書かせたり、計算してもらわないとわからないので、完全にテスト情報依存の障害です。その意味では、ＡＳＤやＡＤＨＤとはちょっと次元

■学習障害の定義と原因
〔調査研究協力者会議（一九九九年七月二日）〕
- 定義＝学習障害、およびこれに類似する学習上の困難を有する
- 原因＝中枢神経系になんらかの機能障害があると推定されるが、視覚障害、聴覚障害、知的障害、情緒障害などの障害や、環境的な要因が直接の原因となるものではない

▼文科省の定義と医学的な定義の違い
- 医学的な定義＝知的な遅れはないのに、読み・書き・計算、に障害がある
- 文科省の定義＝知的な遅れはないのに、読み・書き・計算・聞く・話す・推論する、に障害がある
- 聞く・話す・推論する、はＡＳＤであることも多い
- 精神科医が診断する場合は、読み・書き・計算の障害にしぼったほうがよい

が違いますね。

　ＬＤも基本的には発達障害ですから，いま「書けない」と患者さんが言ったとしても，子どものとき，学童期から書けなかったかどうかを必ずチェックしなければなりません。

宮岡　連続性ですね。

内山　そうです。定義的には「二学年以上の遅れ」なので，たとえば六年生の子が四年生ぐらいしか書けなければＬＤということですが，成人の場合学年がありませんし，よいテストもありません。ですから，子どものころから苦労していたのかどうかを聞いて，簡単でもよいですから，読んでもらったり，文章を書いてもらったり，計算をしてもらって，本当にそれで困っているのか，その人の不利益になっているかどうかをチェックすることが大事になってきます。

　成人期になってから計算や書字の練習をしてよくするのは，少なくとも精神科の外来ではとてもできません。ですから，もし計算が苦手だったら計算機を使う方法，書くのが苦手だったらワープロを使うといった代替えを提案するのがよいと思います。読むのが苦手な場合にはいくつか方法があるのですが，たとえば指を文章に合わせてなぞるとか，定規を使うとか，小学校，中学校それぞれで使えるような方略があるので，そういう方略を少し覚えておいたほうがよいかもしれません。それでもどうしても難しければ，読むことの負担が少ない仕事を選ぶなど，職業選択のア

▼大人の場合の診断
●子どものころから苦労しているかどうかを聞く
●実際に読んだり，文章を書いたり，計算をしてもらい，本当にそれで困っているのかをチェックする

ドバイスができればよいと思います。
　読み書きの障害だけの人というのはそれほど多くはありません。むしろＡＤＨＤやＡＳＤとの合併に注意することが必要ですね。たとえ読み書きの主訴で受診されても、ＡＤＨＤやＡＳＤを念頭に置いてチェックしたほうがよいと思います。
宮岡　読み書きの障害が主訴という方はあまり来ないですね。
内山　来ないと思いますよ。大人ではまずいないと思います。ただ、たとえばＡＳＤで来た人に読み書きの困難があるかもしれないという視点をもって、問診してみるのもよいと思います。テストの際、質問の内容や答えはわかっているのに読むのが苦手、あるいは書くのが苦手で結果が悪いのなら、問題の所在がちょっと違いますから。ＡＤＨＤやＡＳＤの人では読み書き障害を合併していないかどうかを事前にチェックしたほうがよいと思います。
宮岡　けっこう頻度は高いのでしょうか。
内山　昔は日本人には非常に少ないといわれていたのですが、いまは諸外国と同じで、数％はいると思います。
宮岡　ＬＤの子どもは学校はどうするんですか。
内山　読み書き障害の子はＬＤと診断して、普段は通常級にいて、ときどき通級指導教室で読み書きの指導を受ける。いまの文科省ではそういうモデルが中心です。文科省はＬＤをいちばん重視しているので、子どもの発達障害の通達では「学習障

▼**チェックポイント**
- 読み書きだけの障害の人はそれほど多くない
- ＡＤＨＤやＡＳＤとの合併に注意
- ＡＤＨＤやＡＳＤに対しても、読み書き障害を合併していないかどうか事前に確認すべき

害、ＡＤＨＤ、高機能自閉症」というように、ＬＤが必ず最初にきます。でも、実際に通級指導教室にいる子のほとんどはアスペルガーかＡＤＨＤで、ＬＤオンリーの子はほとんどいません。

宮岡　テストというのは、大人の場合はＷＡＩＳあたりでわかるのでしょうか。

内山　はい、ＷＡＩＳでも多少わかると思います。

宮岡　いちばんいいテストはなんですか。大人ではよいテストがないとおっしゃっていましたが。

内山　大人の標準化されたものはまだないと思います。

宮岡　ＷＡＩＳは読み・書き・計算、全部入っているわけですね。

内山　暗算が入っています。読み・書きの書きはありませんが、読むのは単語問題でカードを出して読ませます。ただ、純粋に読むことに特化した問題ではなく、単語の意味を問う問題ですから、読む能力もある程度はわかりますが、特化してはいないですね。

宮岡　大人になるまで気づかないでくるということは、けっこうありえるのですか。

内山　ありえると思います。単に「この子は文字がきたない」とか「読む気がない」とか。僕も字はきたないですけど(笑)。

宮岡　発達障害はＷＡＩＳではバラつきが多いとよくいわれていますよね。たとえば暗算だけ極端にできないとか。それはＡＳＤで主にいえるのでしょうか。それと

■ＷＡＩＳ（Wechsler Adult Intelligence Scale）
ウェクスラー成人知能検査。言語性・動作性に関する複数の下位検査の評価点から言語性ＩＱ、動作性ＩＱ、全ＩＱを算出することができる。現行版はＷＡＩＳ-Ⅲ

も、発達障害全般にそういう傾向があると思っておいたほうがよいですか。

内山　バラつきに関していうと、ＡＳＤの子どもでカナータイプの子は比較的バラつきがありますね。アスペルガータイプになってくると、まったくフラットの子も珍しくはないです。マスに見ると確かにバラつきのある子は多いですが、まったくフラットでもＡＳＤのこともＡＤＨＤのこともありえると思いますから、鑑別には使えないですね。

宮岡　すると、ＬＤが主訴で、何か特別にできないことがあれば、ＡＳＤとＡＤＨＤはきちんと探って聞いてみることが大切なのですね。

内山　そうです。精神科医の役割はそこだと思いますよ。実際に字を教える必要はないですし、患者さんもそれは期待していないでしょう。

宮岡　もしそういう大学生がいたとして、社会資源はあるのですか。

内山　あまりないです。

宮岡　自分でトレーニングしたり、アドバイスを受けてトレーニングすることになるのでしょうか。

内山　そうです。ＬＤのトレーニングは、小中学校まではいちおうあることになっていますが、高校以降はほとんどされていないのが実情だと思います。

宮岡　大学には入学できるのですね？

内山　入れます。ＬＤの大学生はいっぱいいますよ（笑）。イギリスではディスレキシア（dyslexia）といいますが、ディスレキシアの診断があると入学試験の際に時間を延長してもらえます。僕がイギリスにいたときにスタッフの子どもが医学生でしたが、ディスレキシアで時間を延ばしてもらって医学部に入れたと言っていました。そういう配慮があります。日本でも大学入試センター試験で採用されるようになりました。

宮岡　書き・計算というと、大人の場合は巣症状のゲルストマン症候群などとの鑑別診断が必要ですが、そこまでは考えなくてもよいのでしょうか。

内山　年齢が高くなって発症した場合は、やはり考えなければいけないですが、子どものころから障害があったなら、まずないと思います。

宮岡　子どものころからあるかどうかを聞いておけばいいわけですよね。

内山　大学生で問題になるのは、字があまりにきたないとか、入試のときの小論文などで字の間違いが非常に多いといったときに、それをどう考えるかという点です。

宮岡　本人は間違いが多いという病識はあるのでしょうか。

内山　あることのほうが多いと思いますね。多少知的能力が高い子だったら、だいたいあると思います。でも、それで自己評価が下がっていることが多いですね。

宮岡　ああ、だからできなくなってしまうのですね。

内山　たとえば小論文で、漢字の下の棒が短いとか、トメがないとか、ハネがないとか、そういうことでけっこう点を引く先生がいるでしょう。そういうことにあま

■大学入試センター試験における特別措置→二一三頁参照

■ゲルストマン症候群
手指失認、左右障害など身体の左右や手指の区別などができない障害。主な症状は失認、失読、失書、計算不能。一九二四年にオーストリアの精神神経科医ゲルストマン（Josef Gerstmann）が初めて報告した。

■書字表出障害（disorder of written expression）
A　字や文章を書く能力が個別に施行された標準化されたテストにより測定された結果、その子どもの生活年齢、測定された知能、年齢に相応した教育から期待されるよりも著しく低い。
B　A項の問題があるために文章を書く能力（例＝文法的に正しい文章を書いたり段落を構成して文章にすること）が要求される学業や日常生活に著しい支障がある。
C　感覚器の障害がある場合、文字や文章を書く能力障害は感覚器障害に通常随伴する程度を超えている。

りこだわらないほうがよいと思います。文科省の通達でもそういうところはあまりこだわるなと言っています。でも、学校によってはトメとかハネを極端に気にするところがあって、論文の内容は悪くないのに、そういうことで評価が下がってしまう。そんなところであまり減点しないほうがよいのに（笑）。すごい社会的な損失だと僕は思います。

宮岡　読みの障害はどんなところですか。字が読めないのでしょうか。それとも、読んでも理解できないのですか。

内山　いろいろなタイプがありますけど、たとえば飛ばし読みするとか、一行抜かしちゃうとか。

宮岡　音読ができないのでしょうか。

内山　音読ができないこともありますよ。皆の前で音読させると理解ができないけど、黙読だったら理解できるという子はいます。そういう子にとっては、音読を無理強いされるのは非常につらいことなのですね。

宮岡　黙読ならわかるのですからね。

内山　そうです。要するにメモリのキャパシティが少ないんですね。音読というのはすごくワーキングメモリを使うんです。大学でも語学の授業で音読させる先生がいますよね。それがつらくてその授業には出られないという学生もいます。できればやめてほしいなと思います。学校は配慮してあげてほしいです。

■読み障害（reading disorder）
A　読むことの正確さ、あるいは読むことの理解力が個別に施行された標準化されたテストにより測定した結果、その子どもの生活年齢、測定された知能、年齢に相応した教育から期待されるよりも著しく低い。
B　A項の問題があるために読みの能力が要求される学業や日常生活に著しい支障がある。
C　感覚器の障害がある場合、読みの能力障害は感覚器障害に通常随伴する程度を超えている。

宮岡　計算の障害はどうですか。
内山　計算障害はそんなに多くはなくて、たいてい不注意に関連しています。だから、どちらかというとADHDを疑ったほうが確率的には高いと思います。
宮岡　二十歳代ぐらいでこれができないとすると、やはり頭の画像を調べるのですね。
内山　二十歳代なら調べたほうがよいでしょうね。でも、典型的な障害は画像ではわからないです。この画像だからこうだというのは僕は言えないと思います。
宮岡　診断を決定する画像とは、たぶん言えないですよね。
内山　はい。でもできると言っている先生もなかにはいます。僕はできないと思いますけど。
宮岡　MRIやPETでは所見が出つつあるという理解ですよね。
内山　臨床的にはまだ研究段階ですが、ありますね。
宮岡　検査所見があまり出てくると、今度は臨床症状がなくても同じ所見が出る人をどうするかという変な問題が出てきますね。
内山　そうなんですよ。
宮岡　「予備軍か？」みたいなね（笑）。
内山　それが正常のバリエーションなのかどうかは誰もわからないので、検査所見はあっても臨床症状がなければ、読み書きとかに関しては特に介入しなくてもよいと思うのですが。

■計算（算数）障害（mathematics disorder）
A　算数の能力が個別に施行された標準化されたテストにより測定された結果、その子どもの生活年齢、測定された知能、年齢に相応した教育から期待されるよりも著しく低い。
B　A項の問題があるために読みの能力が要求される学業や日常生活に著しい支障がある。
C　感覚器の障害がある場合、算数の能力障害は感覚器障害に通常随伴する程度を超えている。

【ＡＤＨＤ・学習障害のまとめ】

成人のＡＤＨＤにも薬が使えるようになったため ＡＳＤもＡＤＨＤと診断されやすくなる？

宮岡　ＡＤＨＤと学習障害（ＬＤ）についてまとめましょう。まずＡＤＨＤ。子どもで代表的なＡＤＨＤの症状は不注意、多動性、衝動性ですが、大人ではどんなことに注目したらよいでしょうか。重複してもかまいませんので、改めて教えてください。

内山　基本的には不注意、多動性、衝動性ですけど、大人の場合はもちろん走り回ったりはしないので、落ち着きのない感じですよね。たとえば貧乏ゆすりもそうですし、なんとなく落ち着かない雰囲気。何かそわそわした感じがある。

不注意に関しては基本的には子どもと同じで、忘れ物やなくし物が多いとか、プランニングの問題ですね。実行機能障害がはっきりしていて、料理の手順がうまくいかないとか、仕事の段取りが悪いとか、そういう症状です。

衝動性に関してももちろん子どもよりは下がってきて、多くの患者さんは衝動性がなくなりますが、喧嘩っ早いとかカッとしやすいとか、そういうところですね。

アメリカでは、大人のＡＤＨＤの症状はドラッグや暴力が非常に多く記載されて

▼大人のＡＤＨＤの症状
- 不注意＝基本的には子どもと同じ。忘れ物やなくし物が多い、実行機能障害（料理の手順がうまくない、仕事の段取りが悪い、など）
- 多動性＝なんとなく落ち着かない雰囲気、そわそわした感じ
- 衝動性＝喧嘩っ早い、カッとしやすい
- アメリカの場合はドラッグ、暴力が非常に多いが、日本では家庭内暴力が若干ある程度

いますが、日本ではドラッグは多くないです。ただ家庭内暴力は、数は少ないけどあると思います。

宮岡　治療は生活指導や薬物療法ということですね。

内山　はい。ただＡＤＨＤは最近、成人にも薬が使えるようになりました。突然薬が増え出すのではないかと、気がかりです。薬が使えるので、ＡＳＤも含めて何でもＡＤＨＤと診断されてしまう可能性があるように思います。個人の副作用もそうですけど、マスとしての副作用もちょっと心配です。

宮岡　ＬＤに関してはどうでしょう。主な症状は？

内山　基本的には書字と読字と計算の障害ですが、それが非常に大きな問題になることはそんなに多くはないと僕は思っています。

宮岡　ＬＤが大人になってから見つかるケースもありえるというお話でしたよね。

内山　もともと書字が苦手なことは本人が意識しているし、学校のテストでもよい点はとれていないのですが、たとえば初めて大学でレポートを書いたときに先生に指摘されたとかいうことはありますね。高校までは単なる苦手だったものが、ある時点で「これでは会社のエントリーシートも出せないよ」と言われて、表面化することはありえると思います。

宮岡　治療に関してはどうですか。

内山　大人になってから練習ということはあまりないわけで、基本的にはバイパス

▼ＡＤＨＤの治療
- 生活指導＝内省ができるし、自己認知にも問題がないので、自分で手立てができる（→二三一頁参照）
- 薬物治療

▼学習障害（ＬＤ）の治療
- 生活指導＝計算機やワープロなどで代替

ですよね。たとえばワープロを使うとか、計算機を使うとかの対応になりますね。ワープロなどが簡単に使える時代なので、以前と比べたら、むしろ大きな問題はなくなりつつあるんじゃないかと思います。

宮岡　大人では少なくとも診療レベルではあまりかかわってこないですよね。

内山　ＬＤで外来に来ることはまずないですね。大学入試センター試験でも配慮されるようになりましたが、字が書けないとか下手という理由で本来能力がある人がまったく能力のない人みたいにみなされたり、社会的な不利益をこうむって本来の能力を発揮できないということはありえると思います。そのあたりはちょっと要注意ですね。

宮岡　ＬＤの人というのは、知能はそんなに悪くないのですか。

内山　知能は正常範囲です。

おわりに――一般の精神科医の先生方に望むこと

宮岡　これまで私から内山先生にいろいろと質問させていただき、大人の発達障害を理解するうえで重要なご指摘をたくさんしていただきました。逆に、内山先生のほうで大人の発達障害について何か感じていらっしゃること、疑問に思っていらっしゃることなどがあれば、ぜひお聞きしたいと思うのですが。

内山　発達障害に対する関心が急激に高まっていますが、実際に大人の発達障害の患者さんをフォローするには、一般の精神科医の先生方にもっと疾患に対する関心をもってもらう必要があるのではないかと感じています。そのためにはどのようにしたらよいでしょうか。宮岡先生のお考えをぜひお聞きしてみたいです。

宮岡　冒頭でも触れましたように、引きこもりの問題、薬の多剤大量処方、職域でのメンタルな問題などで発達障害の人にどう対応したらいいかなど課題が山積しています。精神科救急では、発達障害や自閉症者の入退院の基準も難しいといった問題があります。

現場ではすでに大変大きな問題になっていると思いますが、なかなかそれをうまく勉強する場や教科書がない。大人の発達障害をうまく理解させてもらえるような本が少ないということが大きいです。使える、薄い教科書が欲しいですね。皆、現

▼大人の発達障害にまつわる問題点①
- 引きこもり
- 薬の多剤大量処方
- 職域におけるメンタルな問題
- 精神科救急における入退院の基準

場で困っています。

内山　確かにないですよね。教科書は薄いほうがよいですね。

宮岡　いろいろ考え方はあると思うんですけど、私は単著で薄い本がよいなと思います。

内山　単著ですよね。皆で書くと濃淡があったりするので。

宮岡　それにそれぞれが自分の得意分野を書くから、よけいわかりにくくなるんですよ（笑）。単著のほうがはるかに読みやすい。著者の得手、不得手の分野の濃淡があってもかまわないと思います。

内山　そうですね。単著のほうがよいですね。でも、いまのところないですよね。

宮岡　よい教科書が出てくれれば、けっこう勉強するだろうと思います。いまはあまり使われなくなったとはいえ、やはり精神科医の頭の中に身体因と内因と性格環境因が鑑別診断としてあるところに、発達障害と言えるような人が現れてきて、私自身の引き出しが混乱してきています。だから、ちょっと引き出しを整理するためには、やはり発達障害軸というのをきちんと捉えておかなければいけないのではないかと思っています。生まれながらの素因がかなりはっきりしているような、バイオロジカルな病態ですよね。これはどこかできちんと意識しないといけない。

研修システムでの位置づけに関係するのですが、いま日本精神神経学会の専門医制度のなかの研修には、大人の発達障害はほとんど入っていません。大人の発達障

▼大人の発達障害にまつわる問題点②
- 教科書や参考書が不足している
- 一般精神科医と児童精神科医の対話が少ない
- 研修システムがない
- 医師不足で現場にゆとりがない

害を教えるシステムもないし、そういうことを教えられる人材もそんなにいないでしょう。やはりこれからもっとシステムをきっちりつくっていかなければなりませんね。一部の患者さんは現実に不幸になっているような気がします。

内山 宮岡先生の北里大は児童精神科の歴史もありますが、できれば各大学に一人ぐらい児童精神科医を雇ってほしいですね。

宮岡 そうですね。それと一般的に、大人の精神科医と児童精神科医の対話や交流が少ない点も問題です。北里ではものすごく交流していますが（笑）。

内山 そうなんです。児童精神科医のなかには変わった人もいますから（笑）。

宮岡 うちは学内にいる児童精神科を専門とする医師といつもディスカッションをしているんだけど、児童精神科医がいてもディスカッションが意外にできていないところもあるんですよね。

内山 児童精神科医と大人の精神科医がもっとディスカッションしないと駄目ですよね。そういう機会が少なすぎます。

宮岡 児童の精神科病棟のある病院で、たとえば三か月間ぐらい研修させてくれるようなシステムがあればよいですね。

内山 そうですね。ローテーションでね。

宮岡 まず大人の精神科医が気軽に三か月ぐらい子どもの精神科で勉強できるようなシステムがあればよい。逆に児童精神科医ももう少し大人に関心をもってもらって、大人を診にいって勉強できるようなシステムもあったほうがよいでしょうね。思いつくことはいっぱいあります。

内山　児童精神科医は子どもしか知らないというのがすごく大きい。大人の精神科のことを知らないですからね。若いときに研修していたとしても、アップトゥデイトじゃないから、大人の精神科医と話が合わない人がけっこういます。

宮岡　それに、このところどこの病院も医師の確保で厳しい状況にあります。「ちょっと勉強してきなさい」というゆとりがなくなっています。子どもの精神医学を勉強したいという人も、子ども関係の病院に行ったらそこに居付いてしまう傾向が、ひょっとしたら強いのではないかと思って心配しています。内山先生もそもそもはそうだったのですよね。

子どもの精神科医に対して「ちょっと大人の精神科救急をしっかり見ておいで」というゆとりがどこまであるのかが気になっています。現状では、発達障害やＡＳＤの措置入院という問題になったときに、子どもの精神科医が来てもよい議論にならないのかもしれません。

内山　そうそう。あまり経験がないですからね。

宮岡　われわれ大人の精神科医のほうがよっぽど診ている気がします。

内山　そうでしょうね。

宮岡　ＡＳＤの人を長期間入院させて何もやれていない病院もありました。ただ暴れるのを鎮めるだけみたいな。地域による差もけっこうあるみたいですよね。皆、しっくりこないものを感じてはいると思うんですけど。

ＤＳＭ型教育をどうするかというのも問題ですよね。箇条書き診断のもとで、精神科医が診断に疑問をもたない症例が増えてきていますから。

内山　先生のところは、どうされているんですか。

宮岡　ＤＳＭも一部は使っていますが、いちおう伝統的な診断というか、きちんと症状が理解できているかということを、私は若い先生たちにできるだけ聞くようにしています。それに、うちはＤＳＭで診断しても、入院中に一個だけというのはありえないですからね。「コモビディティを全部チェックしたの？　ＤＳＭは全部チェックしないと病名を決められないんだよ」としょっちゅう怒っています（笑）。

余談ですが、先日とある学会で有名な精神科医の先生が精神療法のスーパービジョンをされていたのですが、指導を受けていた若い先生が「恋愛妄想」という言葉を使ったんですね。するとそのスーパーバイザーの先生が即座に「恋愛妄想って何？　なんかしっくりこないなあ」とおっしゃった。私もまったく同感です。しっくりこないというか違和感があるというか。昔は「被愛妄想」という言葉を使いました。「Ａさんが自分のことを愛している」という妄想。ところが「恋愛妄想」では何か曖昧な感じです。「自分はこれほど愛しているのに、相手が振り向いてくれない」みたいな意味になってしまうわけで、そんなのは当り前でしょう（笑）。

内山　よくあることですよね（笑）。

宮岡　私もそのスーパーバイザーの先生と同じような注意をしょっちゅうしています。被愛妄想という言葉があるから，もっときちんと問診をするわけです。そういうキーワード自体もなくなってきているのが全国共通の傾向で，若い先生にも影響を与えているのかなと思いながら聞いていました。

内山　言葉は大事ですよね。

宮岡　言葉がないと診れないですから。まして発達障害の患者さんにはより具体的に，わかりやすく説明してあげる必要があるという内山先生のお話をうかがって，われわれ精神科医も言葉の使い方にはよりいっそう気を配っていかないといけないと思いました。

大人の発達障害は誰が診るかという点では，現状ではやはり超重症例以外は大人の精神科医が診なければならないと思います。

内山　そうですね。ほかに専門家はいないですから。宮岡先生をはじめ，医学部で教鞭をとっておられる先生方に頑張っていただき，教育していただくしかないと思っています。

宮岡　昔は教育を担当する大学の医局が「ひと通りこれを」という方向でやっていたのですが，最近は後期研修医が研修先を自分で選ぶようになって，偏った研修というか，偏った患者さんを診る精神科医が増えているように思います。自分で研修プログラムを組んだら、研修は偏ってしまいます。かといって、ほかの診療科と違って精神科では大学では重症例をみないことも多い。だから、もう少しグローバルな、きちんとオールラウンドにカバーできる研修プログラムを組む必要性を感じています。

四回にわたって対談させていただきました。専門書を何冊も読むよりはるかに知識が増えたように感じています。本当にありがとうございました。薄くてわかりやすい教科書のご執筆もぜひご検討ください。

内山　こちらこそありがとうございました。大人の精神科医の先生方に頑張っていただくしかないのが現状だと思います。どうぞよろしくお願いいたします。

対談を終えて——内山登紀夫

私は児童精神科医として長年子どもを中心に患者さんを診てきたのですが、自分が歳をとるにつれて、診ていた子どもも歳を重ね、徐々に成人の方が増えてきました。さらに最近十年くらいの傾向としてアスペルガー症候群や高機能自閉症、成人のADHDが話題になる機会が増え、それに伴い成人になってから初めて受診する発達障害の方も増えてきました。もはや自閉症もアスペルガー症候群もADHDも、児童精神科医だけが診ていればよいという時代ではなく、成人を専門とする精神科医も発達障害を診療することが必要になっています。

そのような状況にもかかわらず、残念なことに児童精神科医と成人の精神科医の交流は活発とは言えません。その理由の一つに、児童精神科医の側があまりに自分たちの専門性を強調してきたために、成人の精神科医に手をつけにくいという印象を与えたということがあるのかもしれません。その点については児童精神科医の一人として、ちょっと責任を感じていました。

本書をお読みいただければわかるように、アスペルガー症候群などの自閉症スペクトラム障害は決して稀な障害ではなく、むしろ有病率の高いコモンディスオーダーですし、子どもはいつか必ず大人になりますから、抑うつや不安症状を合併することも多く、成人の精神科医にとっても重要な支援の対象のはずです。成人の精神科医の先生方に発達障害に関心をもっていただき、診断や治療を積極的に行っていただきたいという気持ちはあったのですが、具体的にどのようにすればよいのかわからず、悶々としているときに、本書の企画をいただき、成人の精神科医と児童精神科医の橋渡しの一助になればと思い、参加させていただきました。

宮岡等先生については、講演や学会発表などでもちろんお名前は存じあげていましたが、実質的には初対面でしたので、最初は話がかみ合うのか若干の心配もありました。しかし、いったん対談が始まると、宮岡先生はとてもリードがお上手でお話は面白いし、今まで気づかなかった新たな視点が得られたり、また自身の成人の精神医学の不勉強を痛感したりと、知的な刺激に満ちた時間があっという間に経ってしまうという経験の繰り返しで、臨床にも「今日から役立つ」情報をたくさんいただきました。本書は成人の精神科医の方はもちろん、児童精神科医にも参考になる点が多いと思います。

このような貴重な機会を与えてくださった宮岡先生には、ただただ「ありがとうございます」という言葉のみです。またこのようなスリリングな企画を考えていただいた医学書院の松本哲さんをはじめスタッフの方々にも感謝いたします。

二〇一三年四月

対談を終えて——宮岡　等

この対談は私にとって多くのことを教えられる勉強の機会となりました。まず、基本的な事項から容易には答えの見つからない質問まで丁寧に答えてくださった内山登紀夫先生にお礼申し上げげます。大人の発達障害に関する一般的な知識だけでなく、随所に現れる内山先生の発達障害観はどのような精神疾患を考えるうえでも頭に置くべきものと思います。さらにこのような機会を与えてくださった医学書院にも感謝します。特に対談内容の理解しにくい部分を適切に指摘し、整理してくれた編集担当の松本哲さんは共著者でもよいほど活躍してくれました。心からお礼申し上げます。

対談を始める前に考えていたことがあります。第一は、大人の発達障害にはすでに書籍や雑誌の特集が少なくありませんが、論文では著者が、説明しにくい部分には触れず、得意の領域を詳細に記載することが少なくないように思います。そこで今回は対談という特性を生かし、簡単には答えの出ない領域についても質問し、回答を探していこうと考えました。第二に、「発達障害はすべての精神科医が診断やある程度の対応を知っておくべき問題である。さらにはコメディカルスタッフにも理解してほしい」というやや欲張りな私の希望を満たすような内容にしたいと考えていました。第三に、症状の話では、総論的な説明だけでなく、できるだけ具体例を、患者さんの言葉のままに挙げていただこうと考えていました。

対談を終えて、これらはほぼ私なりに納得のいくレベルになったかなと考えています。ただ第二の点に関しては、専門家にとっては物足りない部分があるかもしれないし、わかりやすくしよう、重要な個所は強調しようという思いのあまり、振り返ってみると、同じような内容が繰り返されている個所があります。そのあたりは大事だから何度も出てくると理解していただきたいと思います。

対談を終えて最も強く感じたのは、大人の発達障害の診断や対応には、大人でみられる一般的な精神疾患を適切に理解し、症状をきちんと評価できることが大切であるという点です。これまで子どもの発達障害の専門家が「生育歴や発達史が明確にならないと発達障害の診断はできない」と主張する場面に出合うことが少なくありませんでした。しかし大人では親は他界していたり、十分な記憶がないことも多いし、本人の記憶が偏っていることも少なくありません。大人の発達障害の診断で、生育歴や発達史ばかりが重視されると、大人の発達障害は一般の精神科医に広まらないと危惧していました。対談では、現在の症状がこれまで精神科医が知っている精神疾患の典型的な症状とどう異なるかが重要であると強調されました。同時にDSM（米国精神医学会による精神疾患の診断統計マニュアル）を中心に学び、ポケットにそのクイックリファレンスを突っ込んで育った精神科医の将来も深刻な問題のようです。

もう一点、私の考え方も関係して、曖昧な表現は避けて、回答が明確になるような質問を重ねたようです。読者、特に子どもの発達障害の専門家のなかには異なる意見をもつ方がいるかもしれません。ただ大人の発達障害は日本の精神医学では発展途上の問題ですから、今後の論点になっていけばよいと考えています。

薬剤の安易な使用もところどころで取り上げました。日本ではADHD治療薬としてコンサータ（メチルフェニデート徐放錠）とストラテラ（アトモキセチン）が発売されています。成人について、コンサータは「十八歳未満でコンサータによる治療を開始した患者」が対象ですが、ストラテラは成人で初めて処方を開始することが認められています。すでに、「大人の発達障害はわからない」と言いつつ、落ち着きがないなどの症状に対してストラテラを安易に使う精神科医にしばしば出会います。第5章は特にそのような精神科医に読んでほしい内容になりました。

対談の雰囲気を出そうと、原稿の時点で細かい言い回しや話の流れは最低限の整理にとどめ、略語やカタカナ語も脚注に加筆するようにしました。少しでも対談をそばで聞いている気分を味わっていただけるとうれしく思います。

今回の対談を経て、私自身、大人の発達障害になんとか最低限の対応はできるのではないかと思えるようになりました。本書が読者のみなさんにとっても役立つものになると確信しています。

二〇一三年四月

宮岡 等（みやおか ひとし）

北里大学医学部精神科学主任教授
1955 年生まれ。高知県出身。81 年慶應義塾大学医学部卒業、88 年同大大学院博士課程修了。東京都済生会中央病院、昭和大学医学部を経て、99 年 5 月より現職。2006 年 4 月からは北里大学東病院副院長を兼務。
著書に「こころを診る技術―精神科面接と初診時対応の基本」（著、医学書院）、「内科医のための精神症状の見方と対応」（著、医学書院）、「精神障害のある救急患者対応マニュアル―必須薬 10 と治療パターン 40」（監修、医学書院）、「こころの病は、誰が診る」（共著、日本評論社）など多数。

内山登紀夫（うちやま ときお）

よこはま発達クリニック院長／福島大学大学院人間発達文化研究科学校臨床心理専攻教授
1956 年生まれ。三重県出身。83 年順天堂大学医学部卒業。東京都立梅ヶ丘病院（現・東京都立小児総合医療センター）、大妻女子大学人間関係学部などを経て、2000 年 4 月によこはま発達クリニック開院。2009 年からは福島大学大学院教授を兼務。
著書に「本当の TEACCH―自分が自分であるために（学研ヒューマンケアブックス）」（著、学研）、「発達障害―早めの気づきとその対応」（共著、中外医学社）、「もっと知りたい！ アスペルガー症候群のおともだち（新しい発達と障害を考える本）」（監修、ミネルヴァ書房）など多数。

大人の発達障害ってそういうことだったのか
発　行　2013 年 6 月 1 日　第 1 版第 1 刷©
　　　　2022 年 11 月 1 日　第 1 版第 8 刷
著　者　宮岡 等・内山登紀夫
発行者　株式会社　医学書院
　　　　代表取締役　金原　俊
　　　　〒113-8719　東京都文京区本郷 1-28-23
　　　　電話 03-3817-5600（社内案内）
組　版　ウルス
印刷・製本　横山印刷

ISBN978-4-260-01810-4